Nikita Poonia
Dakshita Joy
Shipra Singh

Lesões traumáticas dentárias

Nikita Poonia
Dakshita Joy
Shipra Singh

Lesões traumáticas dentárias

ScienciaScripts

Imprint

Cover image: www.ingimage.com

This book is a translation from the original published under ISBN 978-620-7-48733-2.

Publisher:
Sciencia Scripts
is a trademark of
Dodo Books Indian Ocean Ltd. and OmniScriptum S.R.L publishing group

120 High Road, East Finchley, London, N2 9ED, United Kingdom
Str. Armeneasca 28/1, office 1, Chisinau MD-2012, Republic of Moldova, Europe
Managing Directors: Ieva Konstantinova, Victoria Ursu
info@omniscriptum.com

Printed at: see last page
ISBN: 978-620-8-53100-3

Conteúdo

CAPÍTULO-1

INTRODUÇÃO

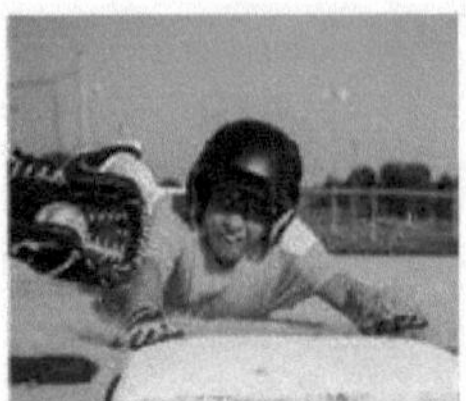

O traumatismo dentário é uma das ocorrências mais infelizes do ponto de vista do doente e a situação mais desafiante do ponto de vista do endodontista. As lesões por impacto em vários tecidos duros e moles, incluindo os dentes dentro e à volta da área da boca e da cavidade oral, são conhecidas como traumatismo dentário (lesão dentária traumática). Geralmente ocorre de forma súbita, inexplicável, acidental e requer cuidados de emergência.

Não se trata de uma doença, mas sim de um resultado de numerosos riscos inerentes à vida. Embora alguns grupos sejam mais propensos a estas lesões, nunca ninguém está completamente a salvo de danos causados pelas suas actividades diárias. Estas lesões podem impedir uma pessoa de manter uma higiene dentária rigorosa e de ter uma medicina dentária que altere a sua vida como parte dos seus check-ups e limpezas de rotina.

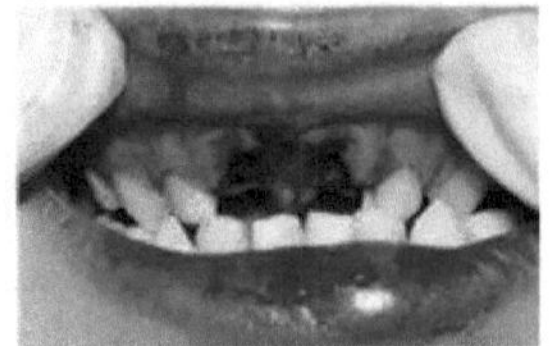

Os traumatismos dentários são um grave problema de saúde. Não só afecta fisicamente, mas também esteticamente, psicologicamente, socialmente e funcionalmente.

As Lesões Dentárias Traumáticas (LDT) são os problemas dentários mais comuns que podem levar a danos na estrutura dentária e perirradicular e podem produzir desconforto físico e psicológico causando dor ao paciente.[1,2,3] Na dentição decídua, as lesões dentárias luxuosas são as lesões traumáticas mais frequentes, enquanto que no caso dos dentes permanentes, as mais comuns são as fracturas da coroa.[4]

O TDI ocorre normalmente em jovens e os dentes mais frequentemente afectados são os incisivos centrais superiores (com base na sua colocação na arcada dentária, seja na dentição decídua ou permanente)[5] antes dos 18 anos de idade. O traumatismo dentário deve-se mais frequentemente a quedas, lesões desportivas de grande impacto e acidentes rodoviários (mais comuns no sexo masculino do que no feminino). As lesões traumáticas durante a idade de 2-5 anos ocorrem normalmente quando as crianças estão a adquirir conhecimentos para andar. Têm tendência a cair porque o seu discernimento e coordenação não estão não estão totalmente formados. Outra idade em que os TDI são comuns é entre os 8 e os 12 anos, devido ao aumento das actividades desportivas. 40-60% dos TDI ocorrem em casa. A proporção entre rapazes e raparigas no TDI era de 3:1 antes da década de 1960, mas agora é de apenas 2:1, devido à maior participação das mulheres no desporto.

Tabela 1.1: Prevalência de traumatismos dentários nos dentes decíduos em crianças de 5 anos

velhos (percentage m).[5]

Examinador	Ano	País	Masculino	Feminino
Andreasen & Ram (64)	1972	Dinamarca	31.3	24.6
Garcia-Godoy et al. (168)	1903	Dominicana República	33.6	28.9
Forsberg & Tedestam (178)	1990	Suécia	280	16.0
Sanchez & García-Godoy (179)	1990	México	40.0	
Stecksen-Blicks & Azinheira {376j*	1992	Suécia	27.0 (M+ F)	

Tabela 1.2: Prevalência de lesões dentárias traumáticas em dentes permanentes em 12-

Examinador	Ano	País	Masculino		Eemal
Andreasen & Ravn (64)	1972	Dinamarca	2 5.7	16.3	
Clarkson et al. (1 14)	1973	Inglaterra	1 1.6		9.6
Todd (1B2)	19 73	Inglaterra	22.0	12.0	
Todd (133)	1 983	Inglaterra	29.0	16.0	
Järvinen (1Oβ)	1979	Finlândia	33.0	19.3	
Baghdady et al. <166}	1931	Iraque	19.5	16.1	
Baghdady et al. (166)	1981	Sudão	16.5		3.6
Garcia-Godoy et al. (170)	1 935	Dominicana República	18.0	12.0	
Garcia-God ciy et a 1. (171)	1 936	Domi nica n República	31.7	15.0	
Holland el al. (1 72}	1 938	1 re terra	2 1.2	12.1	
Hunter et al. (177)	1 900	Inglaterra	19.4	1 1.0	
Forsberg & Tedestam (173)	1 900	Suécia	27.0	12.0	
Marcenes et al. (2 44)	2 000	Brasil	20.7		9.3
Cones et al. (248)	2 001	Brasil	7.1		6.5
Tra eitert et al. (233)	2 003	Brasil	22.4	15.1	
Hamdan & Rajab (341)	2 003	Jordânia	1 7.1	10.5	
Soriano et al. (243)	2 004	Brasil	30.0	16.1	

anos de idade (percentagem).[6]

Figura 1.1 Figura 1.2

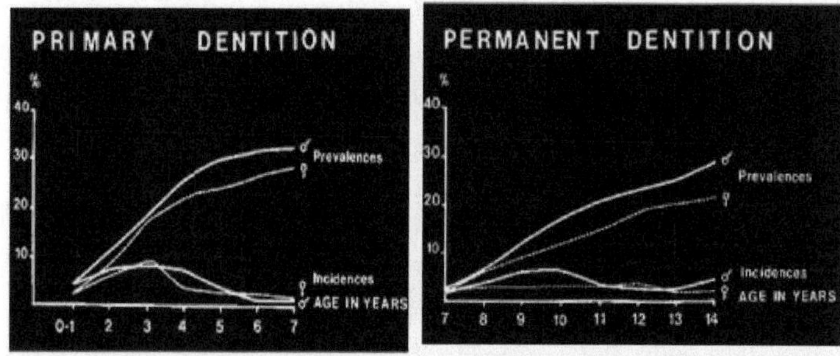

Prevalência e incidência de traumatismos dentários nos dentes decíduos (figura 1.1) e nos dentes permanentes (figura 1.2) entre as crianças de Copenhaga. A prevalência indica a frequência (em percentagem) de crianças que sofreram traumatismos dentários nas várias idades examinadas. A incidência indica o número de novos traumatismos dentários (em percentagem) que surgem por ano nas várias idades examinadas. De ANDREASEN & RAVN 1972.[7]

O TDI envolve geralmente traumas no esmalte e na dentina sem envolver os tecidos pulpares. As fracturas coronais acompanhadas de exposição pulpar representam apenas 2-13% de todas as lesões por traumatismo dentário.[8] Uma lesão traumática dentária deve ser considerada como uma emergência e tratada como um diagnóstico que deve incluir a avaliação pormenorizada extra-oral e intra-oral do movimento ou deslocamento do dente para qualquer fratura alveolar. As lesões traumáticas têm ocorrido com maior frequência; a maioria destas lesões envolve tipicamente dentes lascados e partidos. O número e o tipo de dentes envolvidos num acidente podem variar de acordo com o tipo de acidente, a força e a resiliência dos objectos quando atingem a superfície do dente, a forma dos objectos atingidos e, mais importante ainda, a direção da força.

Quando ocorre um traumatismo, o dente será deslocado se o osso for flexível; mas, se o osso for espesso e quebradiço, o dente partir-se-á. (Os incisivos centrais superiores são seguidos pelos incisivos laterais permanentes superiores e depois pelos incisivos centrais e laterais inferiores em termos de incidência de traumatismos). Por vezes, o traumatismo pode ocorrer diretamente na polpa, nos ligamentos periodontais ou no osso circundante, causando fratura óssea. Na maioria dos casos, o próprio acidente perturba o suprimento neurovascular perirradicular da polpa e causa lesões na superfície do cemento. Isto torna as superfícies radiculares menos resistentes à reabsorção no local das lesões cementárias e os tecidos pulpares e periodontais menos capazes de resistir à invasão de bactérias que se segue ao trauma. Além disso, as fissuras na coroa ou na raiz, ou a avulsão do dente podem proporcionar uma via direta de incursão de micróbios ambientais ou orais. Foi demonstrado que o nível de maturidade da raiz do dente afecta a capacidade da polpa de se defender contra a invasão bacteriana após o TDI. Quando ocorrem lesões por luxação ou fratura, os dentes com um ápice imaturo têm muito menos probabilidades de desenvolver necrose pulpar do que os dentes com um ápice maduro.[9,10] A capacidade dos dentes jovens para resistir à invasão bacteriana após o trauma está ligada à disponibilidade de colaterais ou a uma circulação mais forte.

O TDI pode alterar a aparência facial da criança e dar-lhe um aspeto desagradável. Isto pode, por vezes, fazer com que a criança seja alvo de gozo e troça por parte de outros colegas na escola ou na sociedade. Esta situação agrava ainda mais o trauma psicológico da criança, que já sofre de desconforto e dor nos dentes devido a uma lesão traumática dentária. Os dentes traumatizados nem sempre estão fracturados, mas por vezes podem estar presentes fissuras. As fissuras são mais frequentemente observadas em dentes com traumatismo anterior, bem como mesiodistalmente no primeiro pré-molar superior, devido à oclusão forçada do pré-molar inferior em caso de queda sobre o queixo. O bruxismo e outros hábitos mastigatórios atípicos são exemplos de oclusão traumática persistente que podem levar a dentes partidos. Em apenas 20% dos casos, a patose permanente da polpa necessita de tratamento de canal nos seis meses seguintes ao diagnóstico.

Como afirma Hallet 1954, a extensão da avaliação do trauma é possível graças a 4 factores principais

1) Efeito da energia: A energia dependerá da massa e da velocidade durante o traumatismo. Assim, bater num objeto com mais massa ou velocidade leva a lesões traumáticas.

2) A direção da força de impacto: Este tipo de fratura depende da trajetória das forças que estão a interagir.

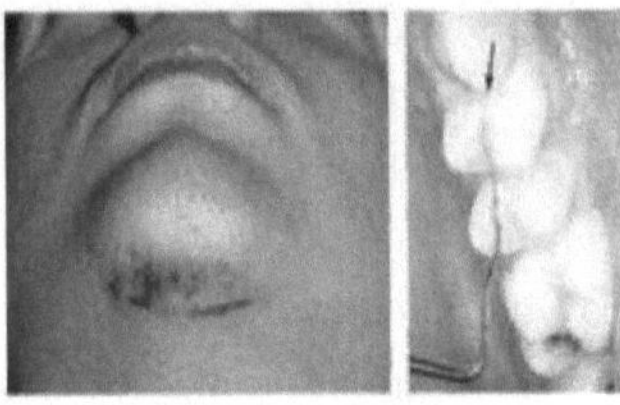

Figura 1.3: Direção do trauma A direção do impacto determina o padrão da lesão. Um golpe no queixo resultou em múltiplas fracturas de cúspides nas regiões pré-molar e molar.

3) A forma do objeto atingido: A agudeza ou a direção do objeto também afecta o impacto do traumatismo.

4) Resiliência do osso que sofre o impacto: A firmeza e a flexibilidade também

afectam a extensão das lesões traumáticas.

5) O diagnóstico é muito difícil no caso de pacientes jovens e requer um diagnóstico correto, avaliação e abordagem multidisciplinar para o sucesso da terapia.[11] Os pacientes jovens podem não ter um plexo de Rachkow completamente desenvolvido e a sua reação pode não ser fiável devido à sua imaturidade. Nestas situações, é aconselhável adiar a terapia endodôntica até que a polpa cicatrize ou mostre sinais claros de degradação.[12] Assim, após episódios traumáticos, os tecidos pulpares perdem a sua sensibilidade e o diagnóstico conclusivo deve ser adiado para evitar tratamentos endodônticos desnecessários.

6) As lesões dentárias traumáticas raramente envolvem traumas no esmalte e na dentina sem exposição dos tecidos pulpares.[13] As fracturas coronais e radiculares ocorrem em 0,3%-0,5% dos acidentes e requerem uma abordagem terapêutica complexa e interdisciplinar.[14] O prognóstico a longo prazo e o planeamento do tratamento dependem de diferentes elementos, tais como a localização da linha de fratura e a extensão da fratura, a localização da incursão da largura biológica, o desenvolvimento da raiz, a fratura do osso alveolar, as lesões dos tecidos moles, a existência ou ausência de participação endodôntica, a ausência ou existência do segmento dentário e as condições de utilização, a oclusão e a estética, e o tempo, sendo o mais importante as expectativas do paciente.[15,16]

Todos os médicos dentistas se deparam com um problema significativo quando se trata da regeneração biológica, funcional e estética de dentes severamente danificados, o que frequentemente exige uma abordagem interprofissional ou multidisciplinar. A remoção de fragmentos coronais por reparação protética, reinserção de segmentos, gengivectomia, remoção de osso (alongamento de coroa), extrusão dentária e remoção de dentes seguida de implantes e prótese parcial fixa são algumas das opções de tratamento para a fratura radicular coronal.[17,18] A restauração dos dentes fracturados deve restabelecer a função e a estética, incluindo a cor, a forma e as interações oclusais. A recolocação de fragmentos de dentes é a melhor opção, uma vez que mantém as caraterísticas originais dos dentes. São preferidos os métodos que simplificam e encurtam o tratamento, que oferecem uma restauração de aspeto estético e que também garantem uma taxa de sucesso a longo prazo.[19]

CAPÍTULO -2

HISTÓRIA

O Dental Trauma Guide foi publicado pela primeira vez em 1965, quando o departamento de Cirurgia Oral e Maxilofacial da Universidade e Hospital de Copenhaga publicou critérios para registos de traumatismos e o tratamento de várias entidades traumáticas. Uma rara oportunidade de testar diferentes terapias de traumatismo dentário em macacos surgiu em 1972 no Serum Institute de Copenhaga, que contribuiu com os seus rins para o desenvolvimento da vacina contra a poliomielite. Quatro mil dos quarenta mil pacientes com traumatismo dentário que foram tratados no Centro de Traumatologia ao longo dos anos, de acordo com os protocolos estabelecidos, foram incluídos em estudos de acompanhamento a longo prazo de outras entidades traumáticas. Isto levou ao estabelecimento de 79 investigações clínicas, 64 das quais analisaram os efeitos de diferentes métodos de tratamento e a causa da maioria dos problemas de cicatrização em macacos.

A Associação Americana de Endodontistas (AAE) teve início em 1982, quando uma comissão chefiada pelo Presidente da AAE, Dr. Noah Chivian, criou uma série de recomendações para o tratamento de dentes avulsionados.[20] Recomendava-se que se tentasse "rejuvenescer a polpa" em dentes com ápices abertos, pois já era aceite como um meio de transporte fiável. Outro aspeto intrigante destas sugestões era a afirmação de que os antibióticos não deveriam ser usados "a menos que clinicamente indicado ou em casos de avulsão perversa". Para atualizar os critérios para o dente avulsionado, Dick Burns, o então presidente da AAE, criou um novo comité ad hoc na década de 1990. A duração do hidróxido de cálcio (CH) no sistema de canais radiculares antes da obturação do canal tem sido objeto de debate. Em tempos, recomendava-se que o canal pudesse ser obturado após sete a catorze dias de CH. A revisão de 1995 incluiu a recomendação escandinava de utilizar o HC durante seis a doze meses antes da obturação do canal radicular.[22] Em 2001, a Associação Internacional de Traumatologia Dentária (IADT) publicou o seu primeiro conjunto de recomendações de regras para o traumatismo dentário. Em 2002, foi formado outro conselho ad hoc da AAE com o objetivo de criar normas para todas as lesões traumáticas dentárias, e não apenas para as avulsões. O conselho propôs, em fevereiro de 2003, que a AAE adoptasse as recomendações da IADT, tal como publicadas no Journal of Dental Traumatology, tendo a AAE adquirido essas recomendações em 2004.[23] Em 2007, a IADT actualizou as suas recomendações e, em 2012, a Dental Traumatology publicou uma atualização adicional. Estas recomendações têm como objetivo servir de recurso para os TDIs que necessitam de cuidados rápidos ou urgentes. Reconhece-se que podem ser necessárias intervenções de terceiro nível, que combinem médicos dentistas e médicos com experiência em traumatismo dentário, para alguns tratamentos de seguimento.

CAPÍTULO-3

CLASSIFICAÇÃO

(1) Classificação dos traumatismos dos dentes anteriores por Sweets (1955)[24]

Classe I - Uma coroa simples que não expõe qualquer dentição.

Classe II - Um paralelo de coroa que envolve pouca dentina.

Classe III - Fratura extensa da coroa envolvendo mais dentina, mas sem exposição da polpa.

Classe IV - Fratura extensa da coroa expondo a polpa.

Classe V - Fratura completa da coroa expondo a polpa do arranjo coronário.

Classe VII - Perda de dentes devido a traumatismo.

(2) Classificação de Rabinowitch (1956)[25]

1. Lesão traumática do esmalte ou fissuras ligeiras na dentina
2. Traumatismo da dentina
3. Traumatismos da polpa
4. Lesões traumáticas dos tecidos periodontais
5. Fendas picadas
6. Falta de dente

(3) A categorização de Benetts (1963)[26]

A categorização de Benenett, que pode ser aplicada em parte tanto aos dentes jovens como aos permanentes, baseia-se nas lesões dos tecidos periodontais e do osso alveolar, tendo em consideração a estrutura e a morfologia dos dentes.

Classe I - Dente danificado sem fracturas radiculares e coronais.

(a) Dente encontrado no alvéolo

(b) Subluxação do dente alveolar

Classe II - Traumatismo da coroa

(a) Envolve o esmalte

(b) Envolve o esmalte e a dentina

Classe III - Traumatismo da coroa com envolvimento dos tecidos pulpares

Classe IV - Envolvimento da porção radicular

(a) Sem envolvimento de fratura coronal

(b) Envolvimento da fratura coronal

Classe V - Avulsão dentária

(4) Categorização de acordo com a classificação de Ulfohn (1969)[27]

1. A possibilidade de conhecer o estado clínico da polpa.
2. uma firme convicção de que a polpa e a dentina são um só órgão e não podem ser vistas como órgãos separados. Por este motivo, qualquer dano na dentina indica indiretamente um dano nos tecidos pulpares.
3. Escolha de opções

Quando se trata de prevenção, a proteção de qualquer quantidade de dentina exposta é crucial, pelo que esta classificação tende a simplificar as coisas.

Fracturas coronais:

a) envolvendo esmalte
b) que implica o contacto indireto da dentina com a polpa
c) com contacto direto com a polpa

Uma parte da coroa ou um ângulo pode ser coberto pela forma da fratura. Clinicamente, a polpa pode ser anormal ou normal.

(5) Classificação de acordo com Ellis e Davey (1970)[25]

Classe 1 - Fissura simples da coroa
-envolvendo pouco ou nenhum tecido dentário

Classe 2 - Fissuras graves da coroa - envolvendo principalmente a dentina, sem os tecidos pulpares

Classe 3 - Fissuras graves da coroa - envolvendo principalmente dentina, com tecidos pulpares

Classe 4 - Os dentes traumáticos que se tornam mortos - com ou sem perda da porção coronal

Classe 5 - Dentes perdidos devido a traumatismo

Classe 6 - Fracturas da porção radical - com ou sem perda da porção coronal dos dentes

Classe 7 - Deslocação do dente - sem fissuras na parte coronal ou radicular

Classe 8 - Fracturas da parte coronal e sua substituição

Classe 9 - Dentária Traumatismo dos dentes jovens

(6) Classificação de Craig e Hargreaves (1970)[28]

Sugestão de um esquema de classificação melhorado para lesões nos dentes anteriores

Classe I - O dente pode soltar-se ou deslocar-se, ou pode não haver qualquer fratura, ou haver apenas uma fratura do esmalte.

Classe II - Rutura dos tecidos coronais envolvendo tanto a dentina como o esmalte, com ou sem que o dente esteja solto ou em movimento, e sem que a polpa esteja exposta.

Classe III - Rutura da porção coronal revelando os tecidos pulpares, com ou sem a soltura ou movimentação dos dentes.

Classe IV - Fratura da raiz, com ou sem fratura coronal, e com ou sem o dente solto ou em movimento.

Classe V - Movimento completo dos dentes.

(7) Medicina dentária e estomatologia segundo a Classificação Internacional de Doenças (OMS, 1978)[25]

Agrupamentos	Visão geral	Tecidos afectados
S.O.25	Dentes partidos (principais e	

	secundários)	
S.02.50	Infração do esmalte e fratura específica do dente	Porção de esmalte
S.02.51	Fissuras na parte coronal do dente sem participação da polpa	Parte do esmalte e da dentina
S.02.52	Fissuras na parte coronal do dente com participação da polpa	Esmalte e dentina e tecidos pulpares
S.02.53	Quebra de raízes	Envolvimento da dentina, do cemento e da polpa
S.02.54	Fissuras na parte coronal e na porção radical do dente, quer a polpa esteja ou não envolvida	Esmalte, tecidos de cimento, dentina, e Pulpar envolvimento
S.02.57	Fratura múltipla de dentes	Não especificado
S.02.59	Fratura dos dentes, Não especificado	Não especificado

(8) Classificação de Andreasen (1981)[25]

A. Lesões dos tecidos dentários duros e dos tecidos pulpares

1. Infarto da coroa: Uma fratura parcial do esmalte que não resulta em perda de material dentário.
2. Fratura simples da coroa: Uma fratura que não expõe a polpa e está contida no esmalte ou entre o esmalte e a dentina
3. Fratura complexa da porção coronal: Uma fratura que expõe os tecidos pulpares e envolve tanto o esmalte como a dentina
4. Fissura simples da porção coronária da raiz: Uma fratura que não envolve a polpa mas envolve o cemento, a dentina e o esmalte.

(9) Classificação de Garcia-Godoy (1981)[29]

1. Rachaduras no esmalte
2. Fratura do esmalte
3. Fissuras dentárias no esmalte sem exposição da polpa
4. Fissura de dentina no esmalte com exposição pulpar
5. Fratura do cemento da dentina no esmalte sem envolvimento da polpa
6. Exposição da polpa e fratura do esmalte dentina-cemento
7. Fratura da raiz
8. Concussão dentária
9. Perda de dente
10. Movimento lateral
11. Intrusão dentária
12. Extrusão dentária

13. Avulsão dentária do dente

(10) Classificação de Basrani (1982)[30]

1. Considerando a morfologia do dente

(a) Fratura da parte coronal do dente

(i) Quebra da porção de esmalte

(ii) Fratura do esmalte ou da estrutura dentária - com ou sem envolvimento pulpar

(b) Fracturas da porção radicular

(c) Fracturas coronais e radiculares

(11) Categorização de acordo com a classificação de Galea (1984)[31]

1. Fratura da coroa do dente sem envolvimento da polpa
2. Fratura da parte da coroa com envolvimento dos tecidos pulpares
3. Fracturas da porção coronal e da raiz
4. Apenas fracturas de raízes
5. Subluxação do dente
1. Subluxação do dente com intrusão
7. Subluxação do dente com extrusão
8. Luxação dentária
9. Fracturas do alvéolo
10. Fracturas dentárias e alveolares
11. Fracturas do maxilar e da mandíbula
12. Lesões dos tecidos moles

(12) Classificação de Burton, et al. (1985)[32]

1 Fracturas da dentina e dos tecidos pulpares

2 Desvitalização dos dentes

3 . Avulsão dentária

(13) Classificação de Stockwell (1988)[33]

1. Apenas fratura do esmalte
2. Fracturas da coroa, incluindo esmalte e dentina
3. Fracturas da coroa, incluindo esmalte e dentina, juntamente com exposição pulpar
4. Fracturas radiculares
5. Lesões laxantes do dente sem fratura do dente
6. Avulsão dentária
7. perda de vitalidade durante todo o período do inquérito, mas sem fratura, luxação ou avulsão na concussão
8. Traumatismo num dente que já sofreu um traumatismo e faz com que a restauração se solte ou provoca mais fracturas, deslocação do dente ou avulsão

(14) Categorização por Lee-Knight e colegas. (1989)[34]

1. Infração dos dentes
2. Um dente lascado
3. Um dente partido
4. Um lábio rasgado
5. Mandíbula danificada

(15) Categorização por Hunter e colegas (1990)[35]

1. A fratura
2. Alterações de cor
3. A ausência de dentes incisivos superiores

(16) Categorização por Bijella e colegas (1990)[36]

1. Fratura da coroa
2. Concussão dentária
3. Subluxação do dente
4. Subluxação, incluindo fratura do esmalte
5. Subluxação incluindo movimento lingual e bucal
6. Intrusão dentária
7. Extrusão do dente
8. Movimento completo do dente
9. Fratura da parte da raiz
10. Fratura coronal e da porção radicular
11. Fratura do osso alveolar

(17) Classificação de Forsberg e Tedestam (1990)[37]

1. Fratura da estrutura do esmalte
2. Fratura do esmalte e da estrutura dentária
3. Fracturas pulpares
4. Fratura da parte da raiz
5. Luxação e subluxação dentária
6. Exarticulação dos dentes
7. Alteração da cor dos dentes

(18) Categorização por Perez e colegas (1991)[38]

1. Lesão dos tecidos moles, quer extra-oral quer intra-oral
2. Se existirem fracturas ou deslocações dos dentes,
3. Fratura do osso alveolar
4. Fratura da coroa

(19) Classificação de Cavellari e Zerman (1993)[39]

1. Fratura da estrutura do esmalte, incluindo lascas de esmalte
2. Fratura do esmalte e da dentina sem envolvimento dos tecidos pulpares
3. Fratura do esmalte e da dentina com envolvimento dos tecidos pulpares
4. Fratura da raiz

5. Traumatismo da porção coronal e radicular com envolvimento dos tecidos pulpares
6. Concussão dentária
7. Subluxação do dente
8. Intrusão do dente
9. Luxação do dente
10. Extrusão e luxação do dente
11. Luxação lateral do dente
12. Avulsão dentária

(20) Classificação da Organização Mundial de Saúde utilizada na aplicação das Doenças Internacionais de Medicina Dentária e Estomatologia (1994)[5.39]
Abrange as lesões dos dentes, da gengiva, da mucosa oral e da estrutura de suporte; com base na estrutura, na terapêutica e no prognóstico; aplicável tanto a dentes permanentes como a dentes jovens. A Classificação Internacional de Doenças da Medicina Dentária (1992) fornece os dígitos de codificação.

A. Danos na polpa e nos tecidos duros dos dentes (Figura 3.1)

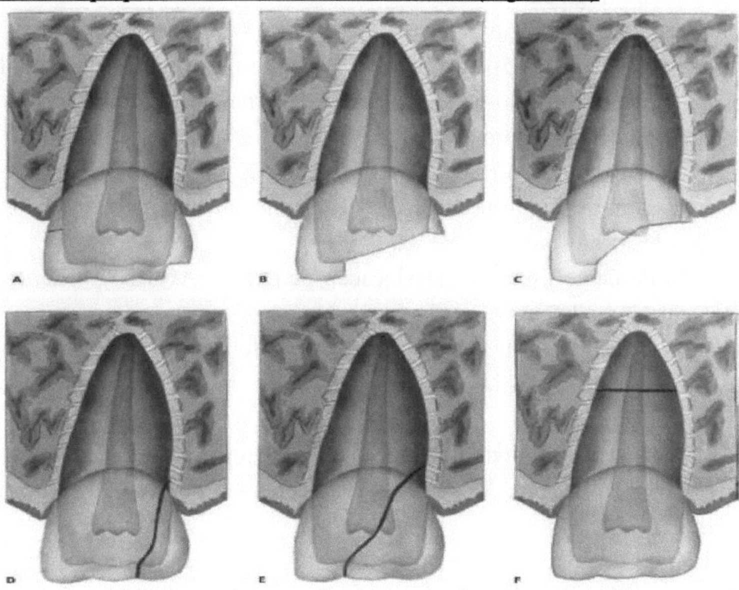

Figura: 3.1: Lesões dos tecidos dentários duros e da polpa. A. Infração da coroa e fratura não complicada sem envolvimento da dentina. B. Fratura da coroa não complicada com envolvimento da dentina. C. Fratura complicada da coroa. D. Fratura coronária-radicular não complicada. E. Fratura coronária-radicular complicada. F. Fratura da raiz.

1) Infração da estrutura do esmalte (N 502.50) uma fissura parcial do esmalte

que preserva a estrutura do dente.

2) Fratura do esmalte (fratura coronal não complicada) (N 502.50) uma fratura parcial do esmalte que preserva a estrutura do dente.

3) Fratura do esmalte e da estrutura dentária (fratura da coroa não complicada) (N 502.51) Fratura com perda de substância dentária limitada ao esmalte e à dentina, não afectando a polpa.

4) Fratura coronal complicada (N 502.52) uma fratura parcial do esmalte que se estende ao esmalte e à dentina, e que revela a polpa.

5) Fratura coronal e radicular não complicada (N 502.54) Uma fratura que se estende ao esmalte, dentina e cemento, deixando os tecidos pulpares inalterados.

6) Fratura coronal e radicular complicada (N 502.54) Fratura que envolve o esmalte, a dentina e o cemento e revela os tecidos pulpares.

7) Fratura Radicular (N 502.53) Uma fratura radicular oclusiva, vertical e oblíqua inclui a dentina, o cemento e os tecidos pulpares. As fracturas radiculares também podem ser classificadas com base na direção do deslocamento do fragmento coronal.

8) . Danos nos tecidos da cavidade oral (Figura 3.2)

1) Concussão dentária (N 503.20) Uma lesão das estruturas auxiliares do dente que resulta numa deslocação ou afrouxamento aberrante do dente, mas que tem uma resposta percetível à percussão.

2) Lesões subluxativas (afrouxamento) (N 503.20) Danos nos tecidos que suportam os dentes que resultam num afrouxamento anormal, mas que não provocam o deslocamento do dente.

3) Extrusão de dente Luxação (Deslocação periférica, Avulsão periférica) (N 503.20) Dente parcialmente extraído do seu alvéolo.

4) Luxação lateral do dente (N 503.20) movimento dentário que ocorre numa orientação diferente da axial. A cominuição ou fratura do alvéolo ocorre concomitantemente.

5) Luxação intrusiva do dente (Deslocamento central) (N 503.21) Movimento do dente dentro do alvéolo. A cominuição ou fratura do alvéolo coexistem com esta lesão.

6) Avulsão do dente (exarticulação) (N 503.22) extração total do dente da sua cavidade alveolar.

Figura: 3.2: Lesões nos tecidos periodontais. A. Concussão. B. Subluxação. C. Luxação extrusiva. D. Luxação lateral. E. Luxação intrusiva. F. Exarticulação

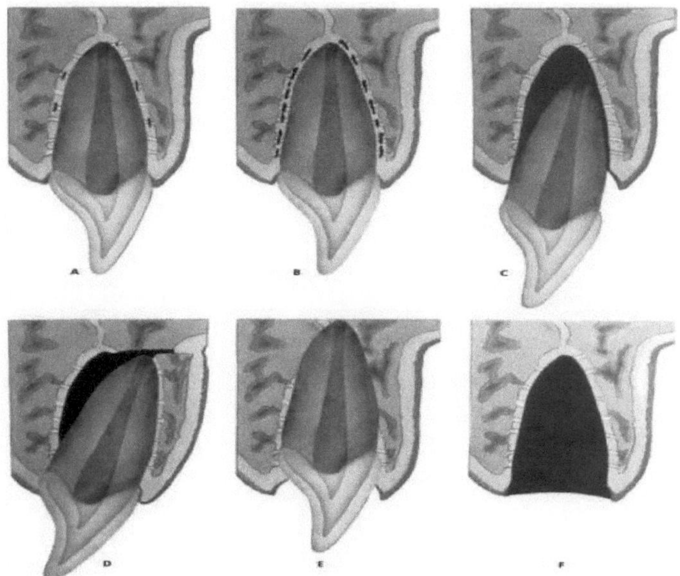

C. Danos no esqueleto que suporta o dente (Figura: 3.3)

1) Moagem da mandíbula (N 502.60) ou do maxilar superior (N 502.40) A cavidade do alvéolo é esmagada ou comprimida. A luxação lateral e invasiva também estão presentes concomitantemente com esta doença.

2) fratura do maxilar inferior (N 502.60) ou do maxilar superior (N 502.40) fratura da parede do alvéolo limitada à parede da boca ou do alvéolo facial.

3) Fratura do maxilar inferior (N 502.60) ou do maxilar superior (N 502.40) Procedimento alveolar uma fratura do osso alveolar que pode ou não afetar a cavidade alveolar.

4) Uma fratura (fratura do maxilar) que afecta o processo alveolar, a base da base mandibular ou o maxilar superior. A cavidade alveolar pode ou não estar envolvida na fratura.

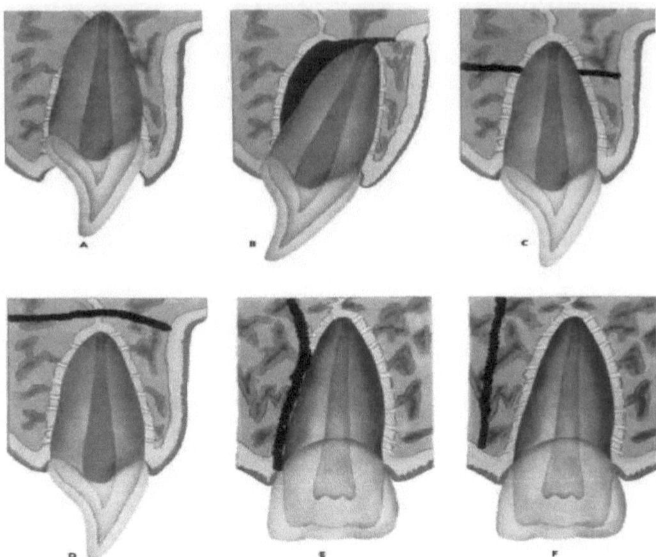

Figura 3.3: Lesões no osso de suporte. A. Cominuição do alvéolo alveolar. B. Fracturas da parede facial ou lingual do alvéolo alveolar. C. e D. Fracturas do processo alveolar com e sem envolvimento do alvéolo dentário. E. e F. Fracturas da mandíbula ou do maxilar com e sem envolvimento da cavidade dentária.

D. Lesões das gengivas ou da mucosa dos tecidos orais (Figura 3.4)

1) Lesões dos tecidos gengivais ou da mucosa oral (S 01.50) Rasgão que ocorre na mucosa, geralmente causado por um objeto cortante e que pode ser superficial ou profundo.

2) Contusão da gengiva ou da mucosa oral (S00.50) Contusão que é normalmente causada por um impacto de um objeto contundente e não resulta numa rutura da mucosa, o que normalmente causa hemorragia submucosa.

3) Abrasão da mucosa gengival ou oral (S 00.50) Um pequeno corte que resulta de raspar ou tocar na mucosa, deixando-a áspera e a sangrar.

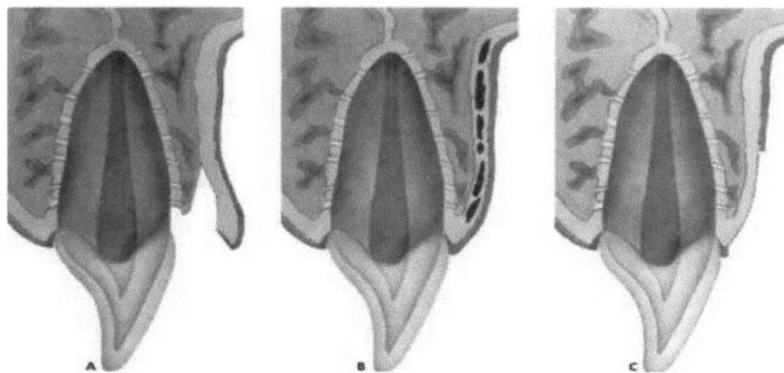

Figura 3.4: Lesões da gengiva ou da mucosa oral. A. Laceração da gengiva. B. Contusão da gengiva. C. Abrasão da gengiva.

(21) Categorização baseada nos encargos (1995)[34]

1) Fratura do esmalte
2) Fratura do esmalte ou da dentina
3) Quebra de dente envolvendo os tecidos pulpares
4) Alteração da cor dos dentes
5) Gravura ácida de restauro
6) Outras restaurações do dente

(22) Classificação de Fried e Erickson dos traumatismos dentários em dentes decíduos (1995)[34]

1 Classificação da quebra de estruturas dentárias duras

Classe I - Rotura simples envolvendo a estrutura do esmalte

Classe II - Fratura incluindo a estrutura do esmalte e da dentina

Classe III - Fratura que se estende às estruturas dentárias, com um pequeno envolvimento do tecido pulpar

Classe IV - Fratura envolvendo os tecidos pulpares

Classe V - Perda total da estrutura dentária

Classe VI - Fracturas radiculares

2 . Lesões do periodonto

Concussão dentária - Sensibilidade do dente a um traumatismo sem movimento ou afrouxamento invulgar

Subluxação do dente - afrouxamento do dente sem movimento

Luxação dentária - Deslocação dos dentes danificados

(23) Classificação de Hamilton et al. (1997)[34]

1) Quebra de esmalte
2) Quebra envolvendo a dentina
3) Quebra com envolvimento dos tecidos pulpares
4) Alteração intrínseca da cor dos dentes

5) Mobilidade anormal do dente
6) Sub-oclusão
7) Infeção sinusal ou edema da mucosa acima de um dente

(24) Classificação de Spinas (2002)[40]

É constituída por quatro classes (A-B-C-D) e três subclasses (b1-c1-d1)

Classe A: Qualquer lesão simples do esmalte que envolva apenas o bordo incisal ou um ângulo mesial ou distal da coroa.

Classe B: Toda lesão de esmalte e dentina inclui a borda incisal e o ângulo mesial ou distal. Quando existe uma exposição pulpar, esta é classificada como uma subclasse b1.

Classe C: Todas as lesões de esmalte-dentina, incluindo as que afectam a superfície da coroa e, pelo menos, um terço do bordo incisal. Se a exposição pulpar for classificada como subcategoria C1

Classe D: A subclasse D1 refere-se a todas as lesões de esmalte e dentina, incluindo a superfície incisal e palatina, o ângulo mesial ou distal da coroa, e inclui o cimento radicular (fratura da raiz da coroa) em casos de exposição pulpar.

(25) A categorização de McDonald's (2004)[41]

Classe 1 - Uma fratura coronal simples com estruturas dentárias mínimas ou inexistentes

Classe 2 - Fratura extensa da coroa envolvendo uma estrutura dentária significativa, mas não os tecidos da polpa dentária

Classe 3 - Fratura extensa da coroa que expõe os tecidos pulpares dentários

Classe 4 - Perda total das estruturas coronais

CAPÍTULO-4

ETIOLOGIA DAS LESÕES TRAUMÁTICAS

Em comparação com a dentição decídua (36,8%), a dentição permanente sofre traumatismos dentários com maior frequência (58,6%).[42] Os dentes anteriores do maxilar superior estão tipicamente envolvidos em traumatismos dentários. As causas mais frequentes destas lesões incluem acidentes rodoviários, desportos, quedas e bicicleta. Os factores de risco de traumatismo dentário podem estar associados a caraterísticas anatómicas do indivíduo: aumento do overjet, não cobertura dos lábios dos dentes anteriores superiores, etc.[43]

O impacto direto ou indireto pode causar lesões traumáticas dentárias. A força da influência, a dureza e a forma do objeto, a direção do impacto e a resposta dos tecidos à volta do dente afectam o grau de dano causado.

As lesões traumáticas orais são mais frequentemente causadas por actividades desportivas (31,7-64,2%), acidentes de bicicleta (19,5%-7,8%), acidentes de viação (7,8%- 6,6%) e agressões físicas (6,6%-7,8%). As lesões traumáticas dentárias podem ser assim divididas em lesões traumáticas dentárias não intencionais ou intencionais.

(A) TRAUMATISMOS DENTÁRIOS NÃO INTENCIONAIS:

1) Desportos e actividades físicas

As lesões relacionadas com o desporto ocorrem frequentemente durante a adolescência. O desporto foi dividido em duas categorias pela Federation Dentaire International (FDI) devido ao perigo de TDI.

A. Actividades de alto risco, como a patinagem, o hóquei no gelo, o futebol americano e outros desportos de contacto.

B. Desportos com um nível de risco moderado, como a ginástica, o mergulho e o basquetebol. Os desportos de contacto, incluindo o basebol, o futebol, o basquetebol, o râguebi, a luta livre e o andebol, são eventos TDI significativos, de acordo com o FDI [44]

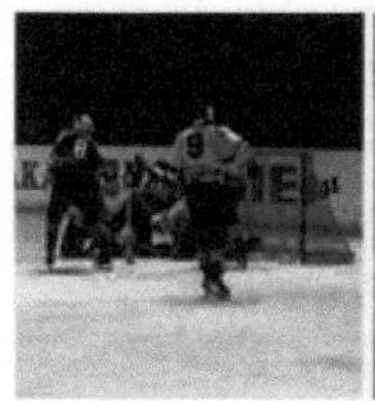
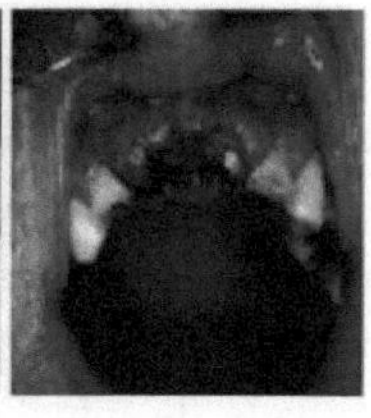

Figura 4.1: Um jogador que não use proteção durante um jogo de hóquei no gelo corre um risco significativo de se magoar devido a colisões do disco ou do stick de hóquei com outros jogadores[45]

O grande overjet (>3,0 mm), lábios inadequados e o não uso de protetores bucais durante a prática desportiva são as causas mais frequentemente citadas.[46,47,48] Em comparação com as crianças com overjet igual ou inferior a 3,0 mm, as crianças com overjet superior a 3,0 mm tinham 5,4 vezes mais probabilidade de sofrer lesões orais.[48]

As crianças em idade escolar com cobertura insuficiente dos lábios têm um risco acrescido de sofrer lesões orais traumáticas, de acordo com a investigação de Soriano et al.[47] Gupta et al. apoiaram esta descoberta e demonstraram que as crianças com cobertura insuficiente dos lábios tinham 3,4 vezes mais probabilidades de sofrer uma lesão dentária do que as crianças com cobertura adequada dos lábios.[48]

2) Quedas e colisões

Tanto as crianças pequenas como os idosos caem frequentemente. Com as primeiras tentativas de movimento da criança, os TDIs (Dental Traumatic Injuries) nos dentes jovens aumentam significativamente. À medida que a criança aprende a andar e a correr, a inexperiência e a incoerência causam um aumento da frequência.

3) Uso excessivo dos dentes[4]

Morder uma caneta, abrir ganchos de cabelo, abrir pacotes de alimentos salgados, tentar consertar aparelhos electrónicos ou mudar pilhas, cortar ou agarrar objectos e abrir garrafas com tampa de rosca são as utilizações inadequadas mais frequentes dos dentes.

4) Colisões de trânsito[4]

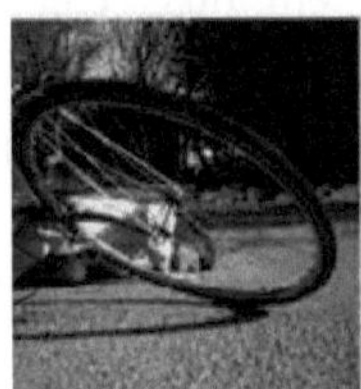
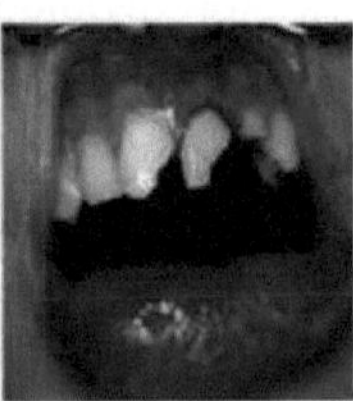

As lesões causadas por automóveis, bicicletas e peões são todas resultantes de incidentes de trânsito. No final da adolescência, as lesões faciais e orais resultantes de acidentes de viação são mais comuns. As lesões faciais são mais comuns no passageiro do banco da frente. Nesta categoria de traumatismos, predominam as lesões dentárias múltiplas, as lesões do osso de suporte e as lesões dos tecidos dentários moles do queixo e do lábio inferior. Foram registados numerosos casos de ferimentos relacionados com bicicletas.

Devido à elevada velocidade de impacto, estas lesões causam frequentemente danos graves tanto nas estruturas duras como nos tecidos moles dos dentes. Em comparação com os traumatismos não orais, os traumatismos bucais relacionados com a bicicleta parecem ser mais prevalentes até aos 14 anos de idade. Para além dos danos no lábio superior e no queixo, os pacientes que sofrem este tipo de traumatismo sofrem normalmente traumatismos faciais e dento-alveolares significativos.

(A) LESÕES DENTÁRIAS TRAUMÁTICAS INTENCIONAIS

(1) Comportamento violento [234]

A síndrome da criança maltratada, também conhecida como lesões não acidentais (NA), é uma perturbação clínica que afecta recém-nascidos que sofreram abusos físicos graves e é uma causa catastrófica de lesões na boca em crianças pequenas. As lesões maxilofaciais resultam de agressões e acidentes de viação. Os grupos etários mais velhos são mais susceptíveis de sofrer lesões resultantes de lutas e o consumo de álcool é uma forte correlação. Este tipo de traumatismo conduz normalmente a um padrão de lesão específico que inclui luxação e avulsão do dente, bem como fracturas do osso de suporte e/ou da raiz.

Figura 4.2: Mulher de 19 anos maltratada pelo cônjuge. A doente apresentava lesões faciais provocadas por golpes violentos, incluindo lacerações no lábio inferior e uma fratura alveolar limitada à área do incisivo mandibular.[49]

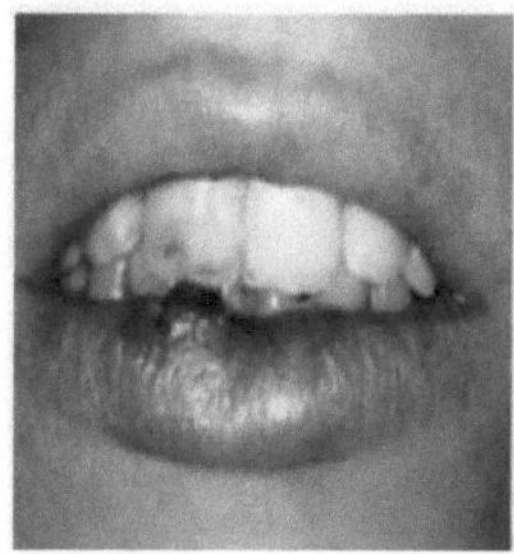

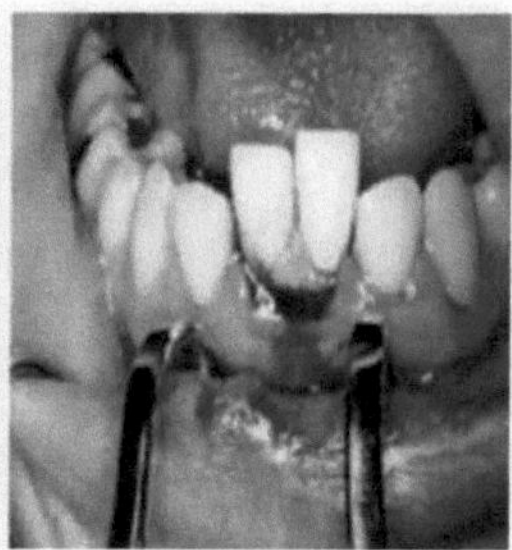

Procedimentos iatrogénicos

Os traumatismos dentários iatrogénicos incluem sobretudo fracturas das coroas e raízes, bem como lesões por luxação, incluindo avulsões. Os bebés que nasceram prematuramente podem necessitar de intubação prolongada como parte dos seus cuidados. Como procedimento iatrogénico, a pressão prolongada dos tubos contra o processo alveolar maxilar tem o potencial de danificar os germes dentários na primeira e segunda dentição, causar danos no esmalte da dentição primária e deformar o esqueleto maxilar. O exame da cavidade oral antes da cirurgia e a avaliação das circunstâncias anatómicas de cada doente na região do pescoço e da cabeça podem ajudar a reduzir o risco de traumatismo dentário. Os traumatismos dentários sob anestesia geral podem ser facilmente evitados com a utilização de um protetor de sono.

O piercing da língua e dos lábios é um tipo relativamente emergente de traumatismo dentário que pode resultar em lesão pulpar, síndrome do dente rachado e fracturas dos dentes e restaurações.[50]

CAPÍTULO-5

EXAME E DIAGNÓSTICO

As lesões dentárias traumáticas são tipicamente incidentes não planeados que, se tratados de forma inadequada, podem ter efeitos catastróficos para o paciente. As crianças e os adolescentes são responsáveis pelos maiores traumatismos dentários (TDI), quando a perda de um dente tem efeitos a longo prazo.[23]

Devido ao desenvolvimento dos dentes e ao desenvolvimento facial devido à puberdade, os tratamentos para os grupos etários mais baixos podem ser diferentes dos tratamentos para os adultos.

Para aliviar o desconforto, ajudar na diminuição dos dentes deslocados e, em alguns casos, melhorar o prognóstico, uma lesão nos tecidos dentários deve ser tratada com urgência e, idealmente, de imediato. No entanto, as feridas menores podem ser curadas num curto espaço de tempo.

Incidentes traumatizantes relacionados com a medicina dentária -

1) O deslocamento dos dentes é uma lesão de separação comum que causa a clivagem de tecidos como o ligamento periodontal (PDL), bem como o deslocamento dos dentes. Isso acontece durante luxações extrusivas e avulsões. A recuperação rápida é preferível após uma terapia adequada, porque as células dos tecidos relevantes sofreram apenas danos menores.

2) Uma lesão resultante de danos por impacto nos dentes e nas suas estruturas de suporte pode ser classificada como uma lesão separada, uma lesão por esmagamento ou ambas as combinações.

3) Uma vez que os componentes intercelulares e as células dos tecidos são destruídos, as lesões por esmagamento provocam mais danos. O pior tipo de lesão nesta categoria é a luxação intrusiva, que é a deslocação dos dentes contra o osso alveolar vizinho. Para iniciar o processo de cicatrização após um traumatismo por esmagamento, os macrófagos e os osteoclastos têm de eliminar as células lesadas e os tecidos relacionados. Por isso, não é realista antecipar que o processo de cicatrização irá avançar tão rapidamente como aconteceu com as lesões de separação.[51]

EXAME CLÍNICO

A região dento-alveolar está frequentemente envolvida em traumatismos, que podem provocar danos nos tecidos moles, tais como contusões, abrasões e lacerações, bem como movimento e deslocação do dente, esmagamento ou fracturas ósseas e lesões no osso. Atualmente, a literatura contém planos de tratamento, métodos e registos para a avaliação clínica de traumatismos dentários (TDI), primeiros socorros em caso de traumatismo, exame do paciente, factores que influenciam as decisões de planeamento do tratamento e a importância de dar alta às opções de tratamento e ao prognóstico dos casos traumatizados[52,53,54].

Uma inspeção minuciosa de toda a região afetada e a aplicação de procedimentos de exame especializados são pré-requisitos para um exame clínico suficiente. O registo de dados pode ser auxiliado pela utilização de tabelas de teste normalizadas.

Segue-se um resumo sucinto destas técnicas de diagnóstico:

1) Registo de lesões extra-orais e apalpação do esqueleto facial.

2) Registo de quaisquer danos na gengiva ou na mucosa oral.

3) Verificar o aparecimento e a gravidade de fracturas, exposições pulpares ou alterações de cor nas coroas dos dentes.

4) A avulsão, a intrusão, a extrusão ou a deslocação lateral dos dentes devem ser registadas.

5) Irregularidades na oclusão.

6) Movimento anormal de dentes ou fragmentos alveolares

7) O processo alveolar palpa-se

8) Sensibilidade à percussão e alterações do tom de percussão (anquilose).

9) Testes de sensibilidade pulpar e reação dos dentes.

Um traumatismo dentário requer uma série de técnicas de exame, cujo objetivo é determinar o grau de dano e o estado de quaisquer processos de cicatrização em curso ou problemas que possam surgir no futuro. Cada uma destas técnicas tem uma certa sensibilidade (ou seja, a capacidade de identificar problemas de cicatrização, como a necrose pulpar).

Testes de sensibilidade pulpar: Avaliação da Reação Sensorial Pulpar - Dado que os testes térmicos e eléctricos não identificam e quantificam o fornecimento de sangue à polpa dentária e a sensibilidade define-se como a capacidade de reação a estímulos [55] e a palavra é precisa e aceitável para testes pulpares normais ou típicos na prática clínica.

Sensibilidade pulpar: A reatividade extrema da polpa a estímulos. Os testes pulpares quentes e eléctricos não testam a sensibilidade, mas podem ser usados como tal quando se tenta identificar um dente com inflamação pulpar, porque estes dentes são mais reactivos do que o normal.

PROCEDIMENTOS DE ENSAIO DA PASTA DE PAPEL

Um passo de diagnóstico essencial na prática da endodontia e para a terapia de dentes lesionados é a avaliação da vitalidade da polpa. O endodontista tem de recorrer a técnicas indirectas para medir a sensibilidade dos nervos pulpares, uma vez que o tecido pulpar não pode ser examinado diretamente. Estas técnicas consistem em testes de calor, testes de polpa eléctrica, testes anestésicos e cavidades de teste. Os testes de polpa quente e elétrico são os mais frequentemente utilizados na prática. Outros métodos clínicos para identificar uma polpa saudável ou necrótica incluem a transiluminação, a mobilidade, a percussão, a palpação, a radiografia e a avaliação da cor de uma coroa dentária.[56]

Estes ensaios, por si só, não podem fornecer uma avaliação exacta da condição histológica da polpa. Esforços recentes para formar uma técnica para descobrir as circulações pulpares têm feito uso de laser Doppler flowmetry, oximetria de pulso e espetrofotometria de duplo comprimento de onda. O fluxómetro Doppler a laser tem tido sucesso em aplicações médicas, mas a sua utilização em medicina dentária tem sido limitada pelo seu elevado custo, fraca reprodutibilidade e sensibilidade ao movimento.[57]

Nos estudos laboratoriais efectuados até à data, a espetrofotometria de duplo comprimento de onda foi utilizada para identificar a presença de hemoglobina, mas não o fluxo sanguíneo[58].

TÉCNICAS DE AVALIAÇÃO DA VITALIDADE DENTÁRIA

1) Testes de sensibilidade neural
(a) Exames de temperatura
(i) Exame a quente
(ii) Exame a frio
(b) Teste elétrico da polpa (EPT)
(c) Exame anestésico
(d) Exame de controlo da cavidade
2) Exames da vascularização pulpar
(a) Oximetria de pulso
(b) Ensaio de fluxo Doppler a laser
(c) Outro teste
(i) Espectrofotometria de duplo comprimento de onda
(ii) Análise da temperatura
(iii) Temperatura nas superfícies coronais
(iv) Foto-pletismografia luz transmitida

ENSAIO TÉRMICO [59,60]

Ao longo dos anos, têm sido recomendadas muitas técnicas diferentes para a estimulação térmica dos dentes. Entre elas, a guta-percha quente, o cloreto de etilo, o gelo, a neve de dióxido de carbono e o dicloro-difluorometano são os materiais mais frequentemente utilizados.

Uma reação positiva implica frequentemente uma polpa vital, mas também pode ocorrer numa polpa não vital, particularmente em situações de gangrena, quando o calor provoca a expansão térmica de materiais inflamáveis na área da polpa, o que se pensa que exerce pressão sobre os tecidos periodontais inflamados.

(A) GUTA-PERCHA AQUECIDA [61]

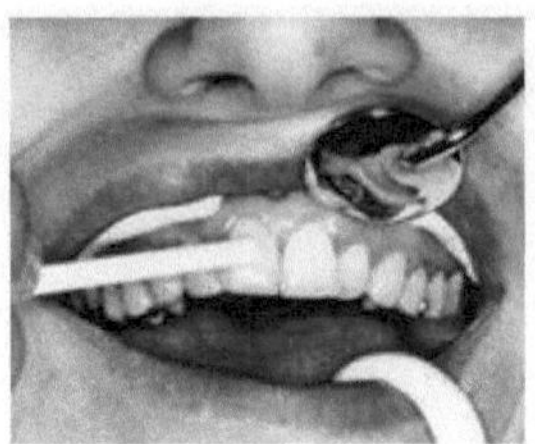

Figura 5.1

É efectuada uma aplicação de guta-percha no dente, no terço central da superfície facial, depois de um bastão de guta-percha ter sido aquecido (55-65 graus Celsius) ao ser mantido numa chama durante 2 segundos, ao longo de cerca de 5 mm do seu comprimento. (Figura 5.1)

(B) ICE [62]

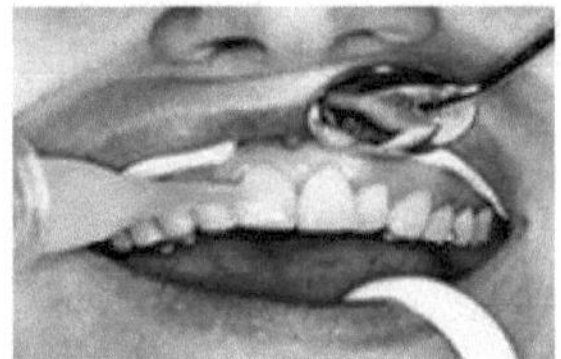

Figura 5.2

Para esta técnica, coloca-se um cone de gelo contra a superfície facial do dente. O tempo de aplicação afecta a reação; um período de tempo de 5 a 8 segundos (-26,2 graus Celsius) melhora a sensibilidade deste teste. (Figura 5.2)

(C) ©Cloreto de etilo [63]

Pode ser aplicado embebendo um cotonete de algodão e colocando-o na superfície do dente a testar. (Figura 5.3)

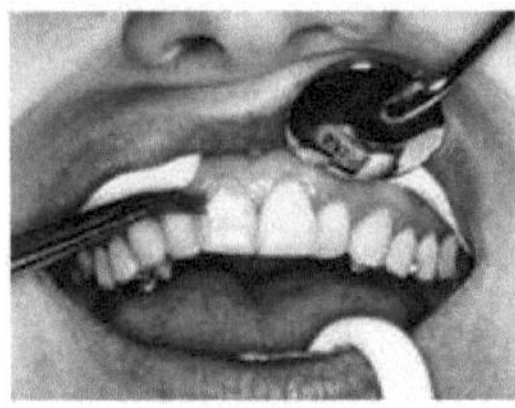

Figura 5.3

(D) Neve de dióxido de carbono:

Devido à sua temperatura extremamente baixa (-78°C, -108°F), a neve de dióxido de carbono produz benefícios de forma consistente e fiável, mesmo em dentes em desenvolvimento. Em situações em que um dente danificado está totalmente coberto por uma coroa ou tala provisória, este procedimento também permite a realização de testes à polpa. (figura 5.4)

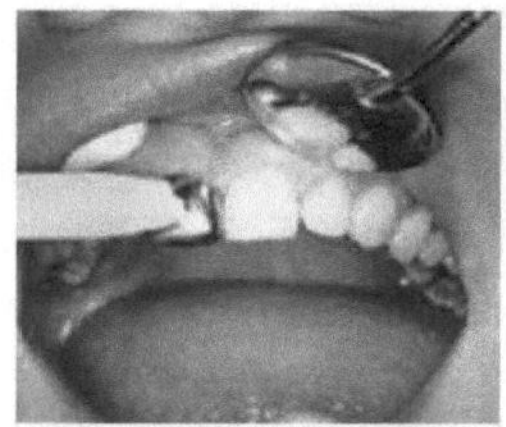

Figura 5.4

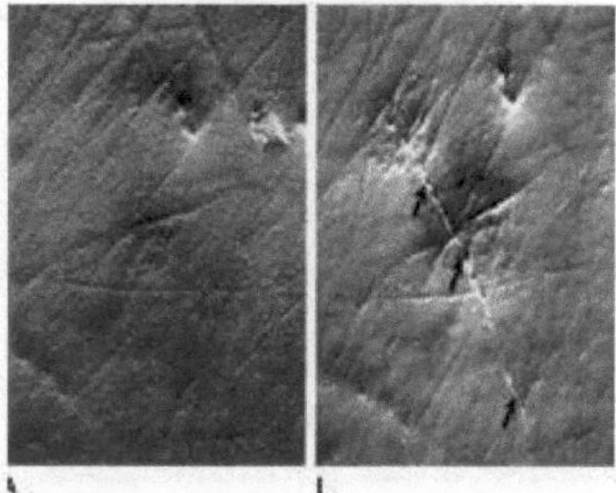

Figura 5.5: Antes (A) e depois (B) do teste da polpa com neve de dióxido de carbono, foi obtida uma imagem de microscopia eletrónica de varrimento da superfície do esmalte. Após o teste, é evidente que se formou uma linha de infração (setas). 1200 por x. do
1976 livro BACHMANN & LUTZ.

(E) Dicloro-difluoro metano -

Este teste a frio envolve a pulverização de um aerossol sobre a superfície do esmalte do rosto a uma temperatura de -28°C (-18°F).

ENSAIOS DE PASTA ELÉCTRICA [65,66]

Para o teste da polpa eléctrica, deve ser utilizada uma ferramenta de medição da corrente que permita ajustar o modo, a duração, a frequência e a direção do estímulo.

Como os diferentes tecidos, particularmente o esmalte, têm diferentes resistências eléctricas, uma dada voltagem pode produzir várias correntes, tornando a medição da voltagem insatisfatória. As fissuras, as cáries e as restaurações podem causar estas variações.

Uma vez que o estímulo tem um impacto importante na excitação dos neurónios, deve ser descrito com precisão. Para uma estimulação óptima, a área do elétrodo deve ser tão grande quanto a forma do dente o permita.

São frequentemente seguidos os seguintes procedimentos:

(1) O doente é informado sobre o objetivo e o formato do exame e é-lhe pedido que assinale o momento em que sente algo pela primeira vez.

(2) São utilizados rolos de algodão para isolar a superfície do dente e é efectuada a secagem ao ar. As leituras falsas podem resultar do facto de a saliva

na superfície do dente desviar a corrente para as gengivas e o tecido periodontal. No entanto, a dessecação prolongada do dente não é aconselhada, pois pode fazer com que o esmalte perca humidade e se torne mais resistente à eletricidade. Entre o elétrodo e a superfície do dente, podem ser utilizadas várias substâncias, incluindo pasta de dentes e soro fisiológico, como condutores.

(3) Para obter a reação mais forte, o elétrodo é posicionado o mais longe possível da gengiva, idealmente na área da fratura ou no bordo incisal. Numa variação desta técnica, o examinador completa o circuito utilizando um espelho bucal ou o seu dedo para tocar na boca do doente. Um condutor elétrico para o dente também pode ser fornecido utilizando uma ferramenta dentária metálica, como um explorador dentário. Um novo dispositivo chamado clip para o lábio permite ao dentista efetuar um exame enquanto usa luvas de borracha. (Figura 5.6)

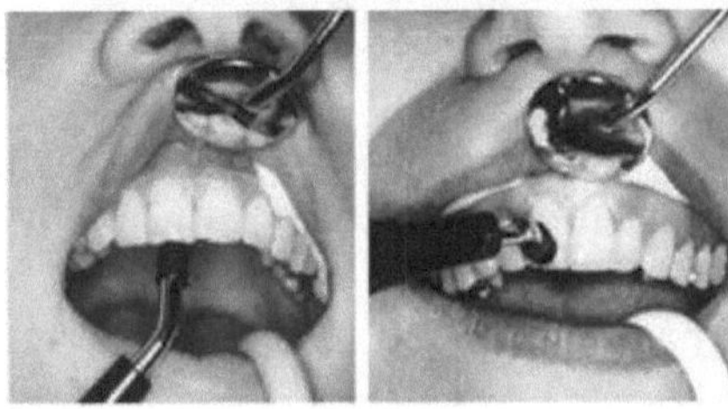

Figura 5.6

(4) O reóstato do aparelho de teste é constantemente avançado até que o doente responda. Com os aumentos de corrente subsequentes, atinge-se um limiar mais elevado se a corrente for mantida no nível atual, porque se dá a adaptação e o doente tem a perceção de que a dor diminuiu. Este fenómeno sugere que não é possível considerar o limiar da dor como constante. Por conseguinte, em vez de um aumento constante da corrente, o ponto de corte deve ser decidido por um aumento rápido.

(5) A reação a testes térmicos e electrométricos pode ser alterada por talas e coroas provisórias utilizadas no tratamento dentário de lesões traumáticas. Devido ao facto de a corrente ser dirigida para fora do dente e para a gengiva ou para os dentes vizinhos, o contacto entre a gengiva e uma coroa de aço inoxidável, uma tala metálica ou uma barra de arco aumenta consideravelmente o limiar da dor. Os testes electrométricos da polpa requerem que o dente seja isolado dos dentes essenciais vizinhos e que o elétrodo seja colocado sobre o esmalte, de modo a obter uma resposta de sensibilidade consistente.

FLUXOMETRIA DE DOPPLER LASER (LDF)[67] (Figura 5.7)

O aspeto coronal da polpa pode agora ser alvo de um feixe de laser devido a uma abordagem recentemente descoberta. Ocorre uma mudança de frequência

Doppler na luz reflectida espalhada pelas células sanguíneas em movimento. É produzido um sinal através da deteção e processamento da parte da luz que é reflectida pela polpa. Descobriu-se que os factores que afectam a sensibilidade e a especificidade do LDF incluem a potência do laser, o comprimento da onda, a largura da banda e o desenho da sonda. Uma distância de dois a três milímetros da gengiva facial é o ponto ideal para a sonda.

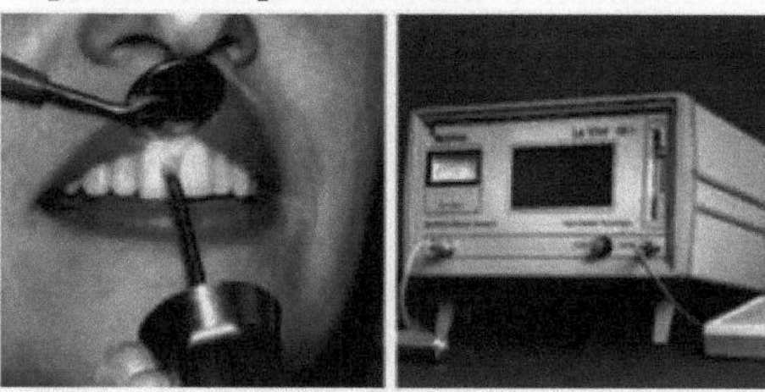

Figura 5.7

EXAME RADIOGRÁFICO[68]

A radiografia deve ser efectuada em todos os dentes danificados. Esta mostra a fase em que as raízes se estão a formar, bem como quaisquer danos na raiz do dente e nos tecidos periodontais. Uma vez que a linha de fratura é tipicamente paralela ao feixe central, a avaliação radiográfica normalmente inclui as fracturas radiculares.

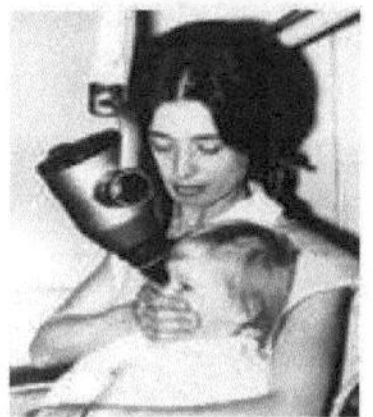

Na luxação lateral e extrusiva, o espaço periodontal alarga-se, enquanto os dentes intruídos apresentam frequentemente um espaço periodontal confuso. Utilizando uma metodologia de projeção consistente, três angulações distintas para cada dente ferido são a abordagem ideal. Uma película oclusal e três exposições periapicais são utilizadas para cobrir uma região anterior traumática, com o feixe central posicionado entre os dois incisivos centrais e os incisivos laterais e centrais. Este processo garante que mesmo pequenas luxações ou fracturas radiculares sejam diagnosticadas.

TIPOS ESSENCIAIS DE LESÕES DENTÁRIAS TRAUMÁTICAS[69]

(A) Lesão resultante da separação: As fibras dos tecidos do periodonto separam-se sempre que o dente é afastado da parede do alvéolo, como na luxação por extrusão ou na avulsão dentária.

(B) Lesão por esmagamento: As fibras dos tecidos do periodonto e as células relacionadas são quebradas quando uma lesão no dente empurra a parede do alvéolo, como nas lesões de luxação lateral e intrusão. Isto resulta em danos significativos nos tecidos.

As informações recolhidas nas etapas de exame abaixo indicadas ajudarão o dentista a efetuar um diagnóstico informado e a criar um plano de tratamento lógico:

I. Pormenores sobre o prejuízo [70]

O objetivo dos inquéritos que se seguem é extrair pormenores pertinentes sobre a ocorrência traumática.

Quando é que a lesão foi sofrida? Especialmente nos casos de lesões por avulsão e deslocação, as variáveis temporais são cruciais. Além disso, se o paciente for menor de idade, um atraso no tratamento pode indicar suspeita de abuso infantil.

Onde é que a lesão foi sofrida? É fundamental que esta informação conste do registo por razões legais e de seguro.

Como é que a ferida surgiu? A resposta a esta pergunta pode ajudar a determinar o grau de traumatismo; por exemplo, uma pancada no queixo pode causar danos no côndilo mandibular.

DIRECÇÃO DO TRAUMA[71]

O padrão de lesão depende da direção do impacto. Existem várias fracturas de cúspides nas regiões molar e pré-molar como resultado de um golpe no queixo.

O doente perdeu a consciência? Se sim, é necessário procurar assistência médica; no entanto, isso não significa que não possam ser prestados cuidados orais urgentes, como a substituição de um dente avulsionado.

Os dentes já foram feridos anteriormente? A propensão de uma criança para acidentes e o envolvimento em diferentes actividades pode muitas vezes resultar em provas radiográficas de danos anteriores. As opções de tratamento podem ser afectadas por esta informação.

EXAME CLÍNICO:

Avaliar primeiro as lesões dos tecidos moles, certificando-se de que procura quaisquer objectos estranhos incrustados, como pedaços de dentes, nas lesões. Quase todas as lesões causadas por piercings nos lábios envolvem objectos externos. De seguida, verifica-se se os dentes apresentam fissuras ou outros danos. A primeira é facilmente visível a olho nu, em contraste, a segunda exige que a luz seja projectada a partir do lado frontal ou distal do dente, paralelamente à sua superfície vestibular.[69]

DIAGNÓSTICO DAS INFRACÇÕES

As fracturas internas destacam-se muito quando o feixe de luz é direcionado paralelamente à superfície vestibular. No caso de fracturas coronais, a maior parte do aspeto incisal do esmalte ou a borda incisal do dente produz a resposta mais consistente quando testada a sensibilidade. É de salientar que os dentes que ainda se estão a formar nem sempre respondem a estes testes, mas a resposta no momento da lesão serve como um valor de referência que pode ser comparado em exames de acompanhamento subsequentes. Finalmente, a insuficiente colaboração do paciente pode resultar em resultados inconclusivos dos testes de sensibilidade na dentição precoce.[69]

LESÃO PENETRANTE DO LÁBIO

Os dentes que perfuraram os tecidos e deixaram fragmentos de dentes e outros objectos estranhos no fundo da ferida são indicados por duas lesões paralelas, na mucosa e na pele ou apenas na mucosa. A arcada dentária e os lábios são separados por uma película radiográfica. Utiliza-se 25% do tempo de exposição típico.[69]

Ferida perfurante do lábio com um corpo estranho no interior (fragmento de dente)

(A)Os fragmentos de dentes que se partem podem perfurar tecidos sensíveis como os lábios.

(B) Deve ser feita uma radiografia da zona afetada (com uma exposição reduzida a cerca de 25% da habitual) se houver uma ferida nos tecidos moles.

(C) Para evitar que um objeto estranho - como um fragmento de dente - fique envolto em tecido fibrótico, deve ser extraído assim que for descoberto.

TESTE DE MOBILIDADE:[70]

É imperativo diagnosticar lesões que causam o movimento de dentes isolados (lesões luxativas) ou de grupos de dentes (potencial fratura do alvéolo). (Figura 5.8)

O nível de mobilidade pode ser observado da seguinte forma:

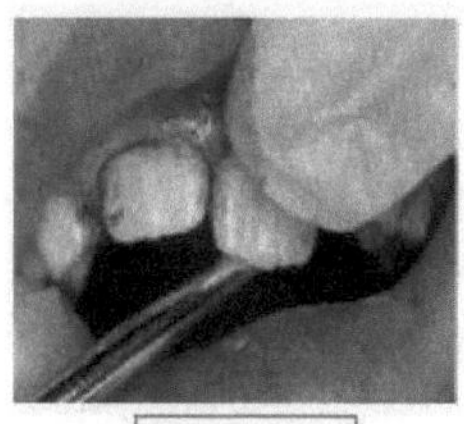

Figure 5.8

Zero - sem deslizes e alterações;

A deflexão horizontal é de um a dois milímetros.

Dois - Afrouxamento axial (vertical) de 1 e 3 mm

Três - O grau de movimento pode ter um impacto no tipo de luxação.

ENSAIO DE PERCUSSÃO: (Figura 5.9)

Quando um dente é sensível à pressão ou à batida, o ligamento pulpar foi danificado. Uma vez que alguns dentes são sensíveis devido à condição do ligamento periodontal, o teste de percussão é utilizado para obter este conhecimento e deve ser efectuado com cuidado. Utilizar uma pega de espelho após a primeira batida com a ponta do dedo.

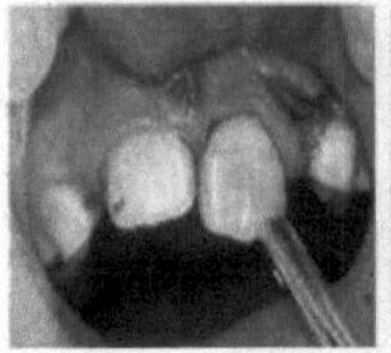 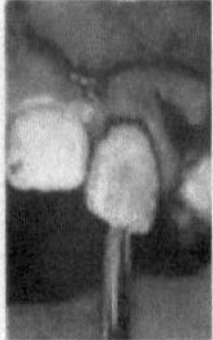

Figura 5.9

Um som forte e metálico sugere uma deflexão lateral ou de intrusão. A percussão também pode revelar conhecimento sobre a conexão entre o dente ou o osso circundante, além de determinar a sensibilidade da PDL. Um tom de percussão desse tipo em exames subsequentes de acompanhamento sugeriria anquilose dentária[70].

TESTE DE SENSIBILIDADE PULPAR:

A utilização de um aparelho de despolpagem eletrónico (EPT) é atualmente o método mais eficaz para determinar o fornecimento neurovascular dos tecidos pulpares de dentes danificados. O elétrodo deve ser posicionado próximo dos bordos dos dentes. No entanto, reconhece-se que o EPT não é normalmente uma ferramenta fiável para acompanhar o desenvolvimento dos dentes. Em dentes em desenvolvimento ou maduros, a ausência de reação a um teste de EPT nem sempre indica a presença de necrose pulpar. Quando comparada com exames de controlo posteriores, a reação no momento da avaliação inicial das lesões oferece uma base útil. Devido à falta de colaboração do paciente, o EPT pode ser um desafio para usar com dentes decíduos.[70]

TIPO E DURAÇÃO DA ESTABILIZAÇÃO/SPLINTING (Figura 5.10)

Atualmente, existem provas a favor da utilização de talas passivas flexíveis de curta duração para imobilizar dentes luxados, avulsionados ou com raízes fracturadas. Para imobilização do segmento ósseo em casos de fratura do osso alveolar, pode ser utilizada a tala dentária. A estabilidade fisiológica pode ser alcançada com fio de aço inoxidável com um diâmetro máximo de 0,4 mm quando se utilizam talas compostas de arame.[71]

A férula é considerada a melhor prática porque mantém o dente deslocado no seu lugar correto, promove a cicatrização precoce e oferece conforto e função controlada.

De modo a prevenir a infeção recorrente e a retenção de placa, é vital manter os químicos de ligação e os materiais compósitos a fugir da gengiva e das áreas proximais.[72] Uma melhor cicatrização da gengiva e do osso adjacentes é possível graças a isto. Dependendo do tipo de dano, o comprimento da tala será alterado.[10,73]

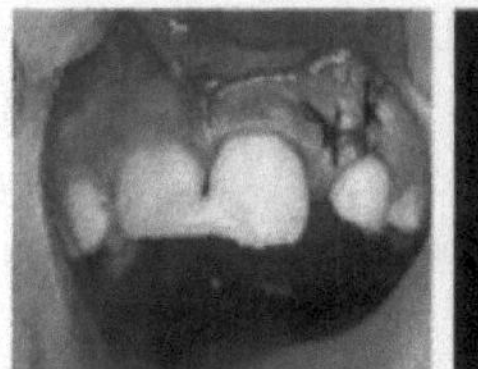 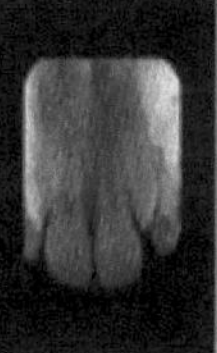

Figura 5.10

OS EFEITOS DOS TRAUMATISMOS NOS DENTES E NOS TECIDOS CIRCUNDANTES[70]

Para a maioria dos dentistas, a gestão dos traumatismos dentários é um aspeto integrante da sua prática.

A análise do impacto dos tecidos traumáticos que determinam o sucesso ou insucesso da recuperação após o traumatismo é útil porque muitas lesões traumáticas necessitam de cuidados imediatos e contínuos:

- PDL (contendo cemento e lâmina dura) e
- Polpa do dente

A extensão do dano ao suprimento neurovascular - que entra principalmente pelo forame apical - afeta as respostas pulpares às lesões traumáticas. As bactérias são outro aspeto importante que afecta o resultado.

Há três resultados possíveis:

- Obliteração do canal pulpar
- Cicatrização da polpa
- Necrose da polpa

Note-se que as três reacções podem ocorrer em períodos diferentes. Por exemplo, a necrose pulpar pode seguir-se à obliteração do canal e à recuperação precoce.

A recuperação da polpa é o melhor resultado após uma lesão dentária. Se o suprimento neurovascular da polpa for parcialmente interrompido - como no caso de lesões por subluxação, por exemplo - a polpa pode progredir para funcionar como circulação diminuída, a menos que a reconstrução completa seja alcançada, o que normalmente leva algumas semanas. À medida que a cicatrização progride, a EPT pode mostrar conhecimento, como uma mudança de um valor mais alto para um valor mais baixo.

Quando o suprimento sanguíneo apical é cortado ou completamente cortado, é improvável que a cicatrização pulpar ocorra em dentes com um diâmetro apical de 0,5 mm, o que é o caso de dentes totalmente formados.

A revascularização pode restaurar a saúde pulpar em pessoas primárias com dentes não maduros e em crescimento (forame apical com 40,5 mm de diâmetro). A revascularização da polpa pode ocorrer a um ritmo de aproximadamente 0,5 mm/dia a partir da abertura apical em direção coronal, se um dente luxado ou mal posicionado for restaurado à sua posição original. Como resultado, os dentes com aberturas apicais de grande diâmetro e raízes curtas têm uma maior probabilidade de sucesso.

As bactérias podem entrar na polpa de um dente luxado em crescimento se este também sofrer uma fratura coronal (com ou sem exposição pulpar). A ausência ou redução do fluxo sanguíneo para a polpa permitirá que as bactérias proliferem sem controlo. Nestas circunstâncias, ocorrerá necrose pulpar em vez de cicatrização pulpar.

Após a interrupção do fornecimento de sangue, a necrose pulpar pode progredir de necrose de coagulação, também conhecida como tecido morto estéril, para necrose gangrenosa, que é uma contaminação das partes infectadas do corpo. A exposição à polpa coronária pode causar necrose pulpar do tipo liquefação, que é comparável à que ocorre após exposição cariosa.

Comparada com a necrose pulpar em dentes em crescimento, a necrose da polpa em dentes maduros e completamente formados não é grave (se for efectuada uma terapia endodôntica adequada). Quando exposta ao hidróxido de cálcio (CH) por um longo período de tempo, como às vezes é feito para obter a apexificação na parte radicular com grande diâmetro de aberturas apicais, a vida da polpa perdida nestes últimos dentes causa uma porção radicular mais fraca e suscetível de quebra que pode tornar-se ainda mais fraca. Portanto, todos os esforços devem ser feitos para ganhar vitalidade do tecido pulpar ou reparar os dentes que ainda estão a desenvolver-se. Este objetivo é atingido com sucesso pelas actuais abordagens de terapia pulpar vital.

A alteração do canal radicular é outro tipo de reação da polpa às lesões dentárias. Estas são frequentemente observadas em lesões do tipo luxação que estão ligadas à deslocação. Estes dentes quase nunca necessitam de tratamento de canal. Com base no desenvolvimento de osteíte peri-radicular e nos sintomas, o diagnóstico pode ser estabelecido se a necrose pulpar se seguir a uma obliteração significativa do canal. Apesar de os canais nestes dentes poderem ser pequenos, os endodontistas podem normalmente tratar estes casos com a terapia tradicional de canais radiculares graças aos instrumentos actuais.

CAPÍTULO-6

FRACTURA CORONAL

As fracturas da coroa podem envolver polpa e esmalte, esmalte e dentina, ou apenas esmalte[4]. Com base em variáveis relacionadas com a anatomia, o tratamento e o prognóstico, as fracturas da coroa são categorizadas da seguinte forma

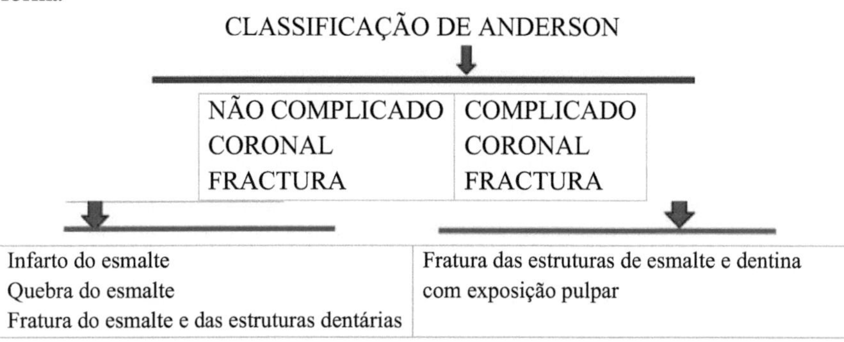

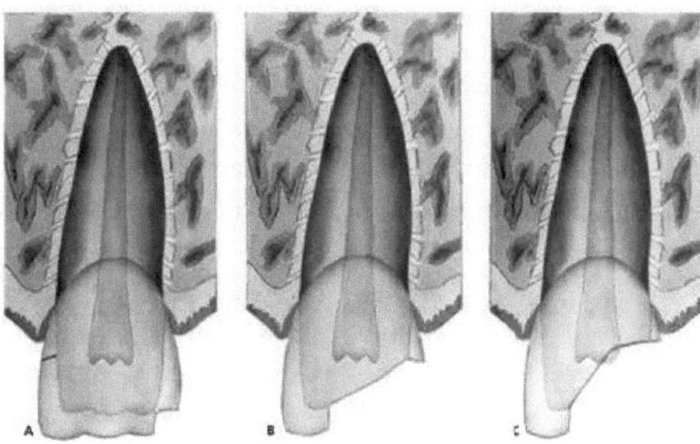

Figura 6.1: [4]

A. Infração da coroa e fratura não complicada da coroa sem envolvimento da dentina.

B. Fratura de coroa não complicada com envolvimento da dentina.

C. Fratura complicada da coroa

FRACTURAS CORONAIS INCOMPLETAS

(A) INFRACÇÃO DO ESMALTE

Diretrizes para a Infração do Esmalte na Dentição Permanente

	INFRACÇÃO DO ESMALTE
Definição	Fratura parcial do esmalte, também conhecida como fissura ou crazing, que não envolve perda estrutural do

	dente[74]
Achados clínicos[75]	Falta de sensibilidade a pressões ou sensações Examine o dente para detetar uma potencial fratura da raiz ou lesão por luxação, especialmente se sentir algum desconforto. Mobilidade normal Os testes de sensibilidade da polpa são frequentemente positivos.
Avaliação e resultados de Radiografia	Sem anomalias na radiografia As radiografias aconselháveis incluem: • Uma única radiografia paralela do periápice • Se houver indicações ou sintomas de mais lesões possíveis, devem ser efectuadas mais radiografias

Diretrizes de tratamento para a infração do esmalte na dentição permanente[76]

TRATAMENTO	INFRACÇÃO DO ESMALTE
	Para impedir a descoloração e a contaminação bacteriana de transgressões significativas, deve ter-se em consideração a selagem e o condicionamento da área com resina de ligação. Caso contrário, não há necessidade de tratamento

Procedimentos de acompanhamento Infração do esmalte na dentição permanente

ACOMPANHAMENTO	INFRACÇÃO DO ESMALTE
	Se for definitivo que os dentes têm apenas uma ferida de infração, não há necessidade de mais investigações Se ocorrer uma lesão relacionada, como uma luxação, é necessário um plano de acompanhamento adaptado a essa lesão específica
Resultados favoráveis	1. Ausência de sintomas 2. Um resultado favorável do teste de sensibilidade da polpa 3. Desenvolvimento contínuo da raiz dos dentes imaturos
Resultados desfavoráveis	1. Sintomático 2. Infeção e necrose pulpar 3. Periodontite apical 4. Imaturidade do dente que impede o desenvolvimento futuro da raiz

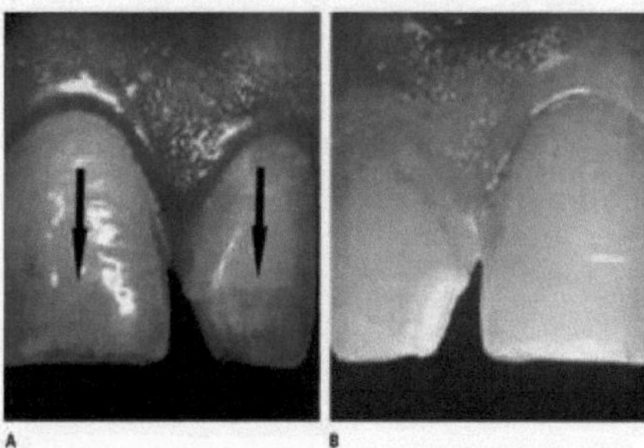

Figura 6.2: Linhas de infração do incisivo central e lateral direito. As linhas de infração (A) são pouco visíveis sob luz direta, mas quando se utiliza iluminação indireta, tornam-se aparentes (B).[77]

(B)**FRACTURA DO ESMALTE**

Diretrizes para fracturas do esmalte nos dentes permanentes

FRACTURA DO ESMALTE	
Definição	Uma fratura coronal que afecta apenas o esmalte e resulta em perda estrutural dos dentes
Resultados clínicos	Uma fratura completa do esmalte Perda de esmalte Não é visível qualquer evidência de dentina exposta Falta de reação à palpação e à percussão Examinar o dente para detetar eventuais fracturas ou luxações radiculares associadas, especialmente se for sentida alguma sensibilidade Mobilidade normal Os testes de sensibilidade da polpa são frequentemente positivos
Avaliação e resultados de Radiografia	A perda de esmalte é evidente Para excluir a possibilidade de lesões luxativas ou de uma fratura radicular, devem ser realizadas radiografias periapicais, oclusais e excêntricas. As peças em falta devem ser tidas em consideração: - Recomenda-se a radiografia dos lábios e das bochechas para procurar segmentos dentários ou partículas externas se o segmento estiver ausente ou se houver danos nos tecidos moles

Diretrizes de tratamento para a fratura do esmalte nos dentes permanentes[78]

TRATAMENTO	FRACTURA DO ESMALTE
	Se o segmento dentário for encontrado, o dente pode ser reparado através de colagem

	Em alternativa, o bordo incisal pode ser alisado e o enchimento de resina pode ser posicionado, dependendo da gravidade e da localização da fratura

Procedimentos de acompanhamento Fratura de esmalte nos dentes permanentes[79]

[SEGUIMENTO-	QNAMELQRACTUR^^^^^^^^-
	São necessárias avaliações radiográficas e clínicas: • nas seis a oito semanas seguintes • após um ano • O protocolo de acompanhamento da luxação é aconselhado nos casos em que se suspeita de uma lesão de luxação relacionada, de uma fratura radicular ou de ambas • Será necessária uma vigilância alargada
Resultados favoráveis	• Sem sintomas • Desenvolvimento contínuo da raiz em dentes que ainda estão a desenvolver-se • Reação positiva ao teste da pasta de papel • Passar à avaliação seguinte • Restauração superior
Resultados desfavoráveis	• Sintomático • Infeção e necrose da polpa • Os resultados do teste da polpa são negativos • Sintomas da periodontite apical • Restauração deslocada • Quebra da restauração • Recomenda-se a realização de terapia endodôntica de acordo com o estágio de desenvolvimento da raiz

TEMPO	FRACTURA DO ESMALTE
6-8 SEMANAS	No caso de dentes com fratura coronal e danos luxantes concomitantes, utilizar o acompanhamento programado da luxação

TEMPO	FRACTURA DO ESMALTE
1 ANO	Exame radiográfico e clínico

Figura 6.3: Tratamento da fratura do esmalte

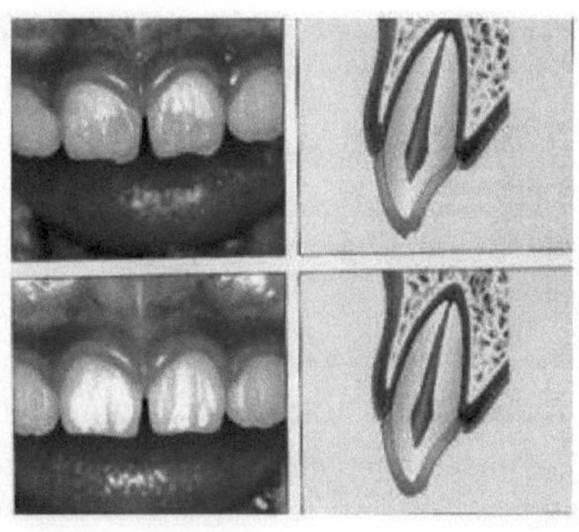

A. Pre operative view

B. Post operative view after restoration

A. Vista pré-operatória

B. Vista pós-operatória após a restauração

(C) **FRACTURA DO ESMALTE E DA ESTRUTURA DENTÁRIA**

Diretrizes para a fratura do esmalte e da estrutura dentária em dentes permanentes

	FRACTURA DO ESMALTE-DENTINA
Definição	Uma fissura que afecta apenas a dentina e o esmalte e não expõe a polpa
Achados clínicos	• Mobilidade normal • Os testes de sensibilidade da polpa são frequentemente positivos • Falta de sensibilidade à pressão ou sensação
	- Examinar o dente para detetar uma potencial fratura da raiz ou lesão por luxação, especialmente se houver algum desconforto
Avaliação e resultados da Radiografia	A perda de esmalte e dentina é evidente Os fragmentos em falta devem ser tidos em consideração. Recomenda-se a realização de radiografias do lábio e da bochecha se houver lesões dos tecidos moles e uma peça em falta, a fim de procurar segmentos dentários e partículas externas As radiografias sugeridas incluem: -Se houver quaisquer indicações ou sintomas de possíveis lesões adicionais, devem ser efectuadas mais radiografias

Diretrizes de tratamento para fracturas do esmalte e da estrutura dentária nos dentes permanentes

TRATAMENTO	FRACTURA DO ESMALTE-DENTINA
	A parte do dente pode ser colada de novo no dente se estiver acessível e não estiver danificada. Antes da colagem, o fragmento deve ser re-hidratado, se estiver seco, mergulhando o dente em água e soro fisiológico durante cerca de 20 minutos. Utilizar o GIC para cobrir a porção dentinária exposta e utilizar resina composta e um agente de ligação Se a dentina exposta estiver cor-de-rosa mas não sangrar num raio de 0,5 milímetros da câmara pulpar, aplicar hidróxido de cálcio como base e cobrir com ionómero de vidro
	Assim que possível, substituir o substituto temporário por uma restauração dentária feita de materiais aprovados

Procedimentos de acompanhamento Fratura de esmalte-dentina nos dentes permanentes[80]

	São necessárias avaliações radiográficas e clínicas: • Após oito semanas • Após um ano O regime de acompanhamento da luxação é o curso de ação recomendado nos casos em que estão associados a lesões laxantes, fratura radical, suspeitas de que algo relacionado com o dano da luxação Será necessário um acompanhamento alargado
Resultados favoráveis	• Sem sintomas • Resultado positivo do teste da polpa • Nos dentes imaturos, o desenvolvimento da raiz ainda está em curso • Proceder à seguinte avaliação
Condições desfavoráveis	• Presença de sintomas • Infeção ou necrose pulpar • Periodontite apical • Nos dentes que não estão completamente

	desenvolvidos, as raízes não crescem
	• Ausência de restauro • Dissecação da restauração

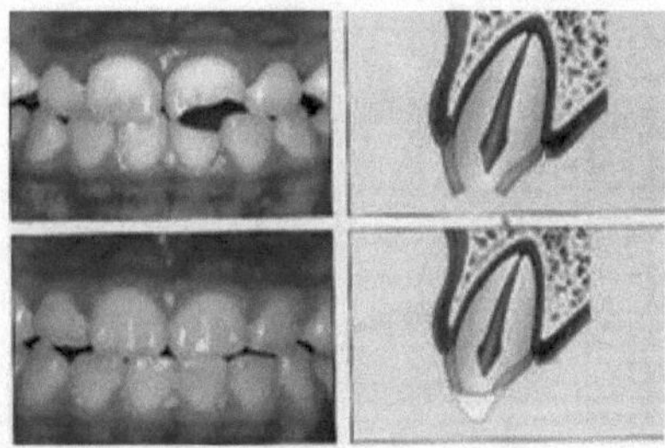

A. Vista pré-operatória
B. Vista pós-operatória após restauração com compósito
Figura 6.4: Tratamento da fratura não complicada do esmalte-dentina (se não houver fragmento de dente disponível)

TEMPO	FRACTURA DO ESMALTE-DENTINA
6-8 SEMANAS	Em caso de fratura coronal de um dente com lesão luxante concomitante, utilizar o acompanhamento programado da luxação
1 ANO	Exame radiográfico e clínico

Figura 6.5: Tratamento da fratura não complicada do esmalte-dentina (se estiver disponível um fragmento de dente)[(81,82)]

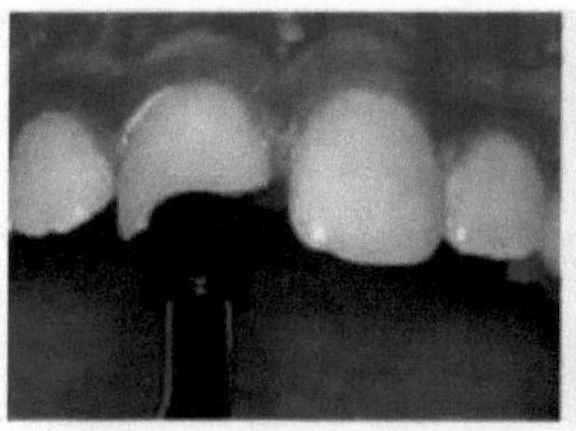
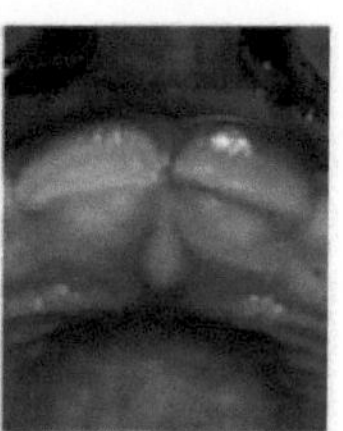

A. Teste da sensibilidade pulpar

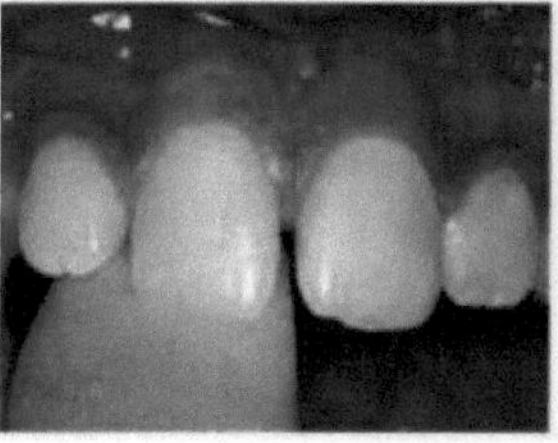
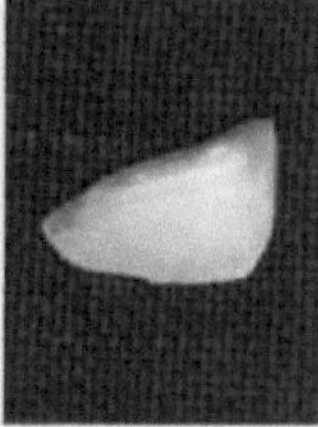

B. Testar o ajuste do fragmento[83]

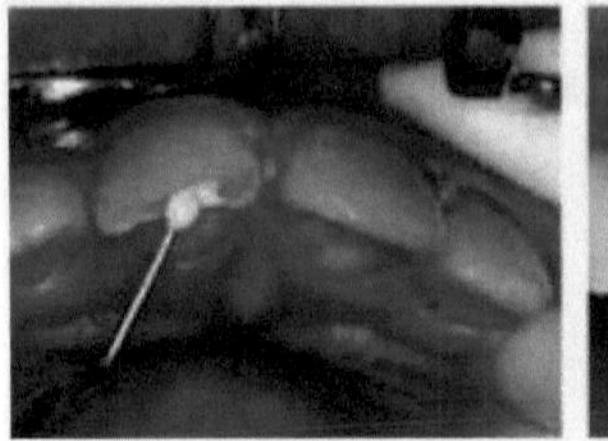
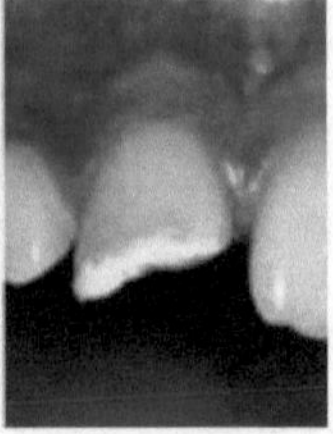

C. Cobertura temporária da dentina com hidróxido de cálcio

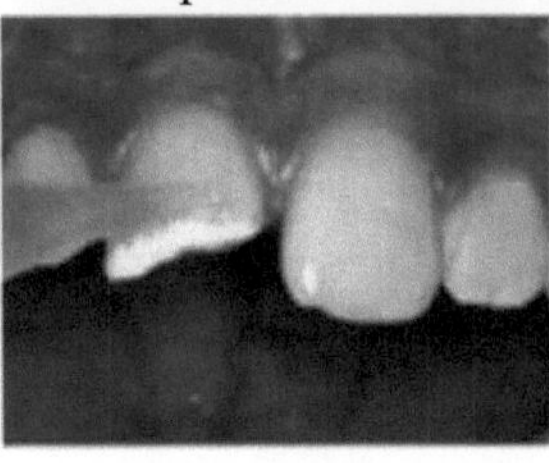
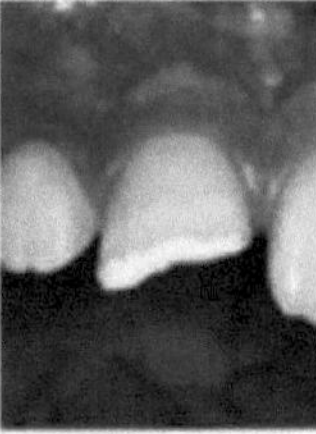

D. Gravura em esmalte[84]

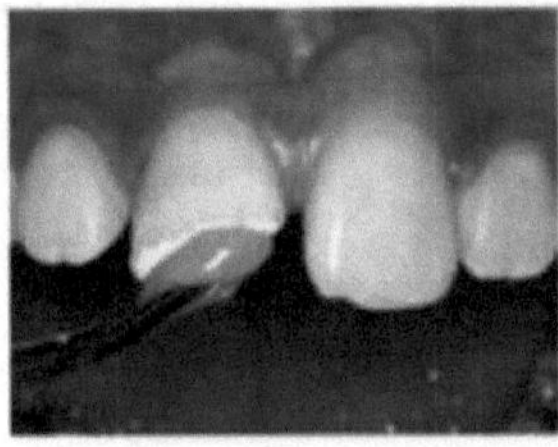
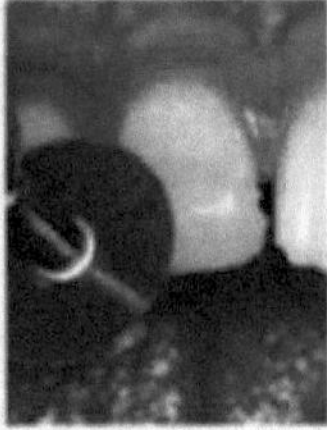

E. Cobrir a superfície da fratura (São utilizadas uma ponte e uma coroa provisórias para reparar temporariamente o dente. É possível alargar o tratamento a dentes vizinhos para aumentar a estabilidade)

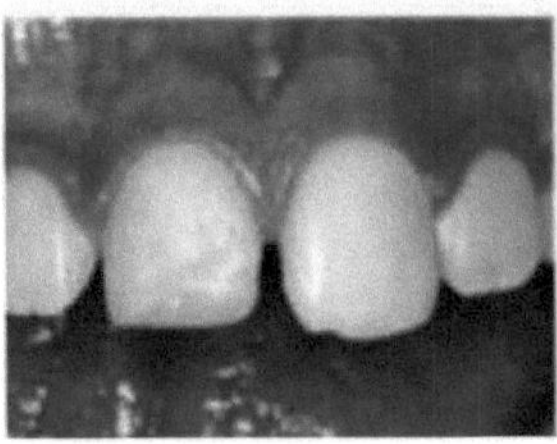
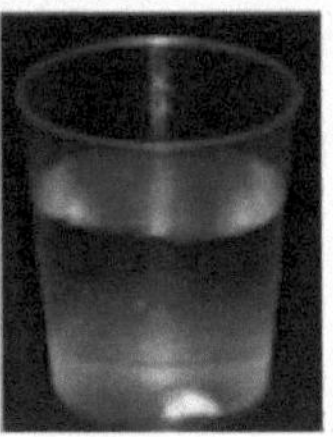

F. Armazenamento do segmento da coroa

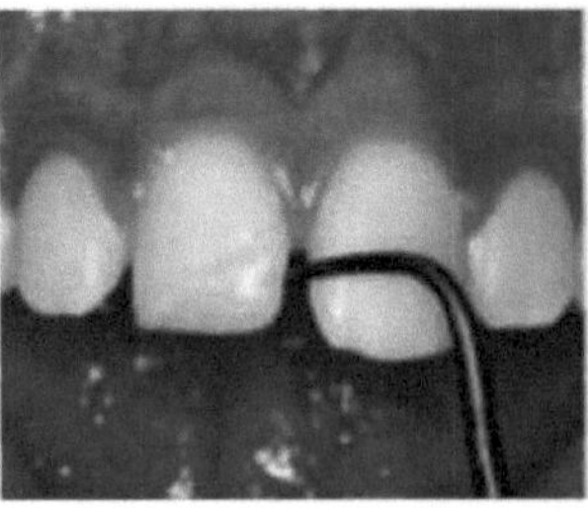
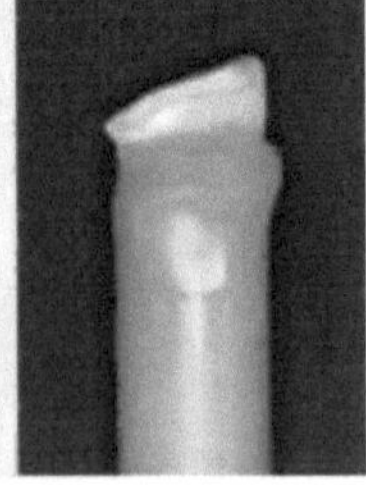

G. Colagem do fragmento após 1 mês (Para facilitar o manuseamento do fragmento, a cobertura temporária é retirada e é fixada a um pedaço de cera adesiva)[83]

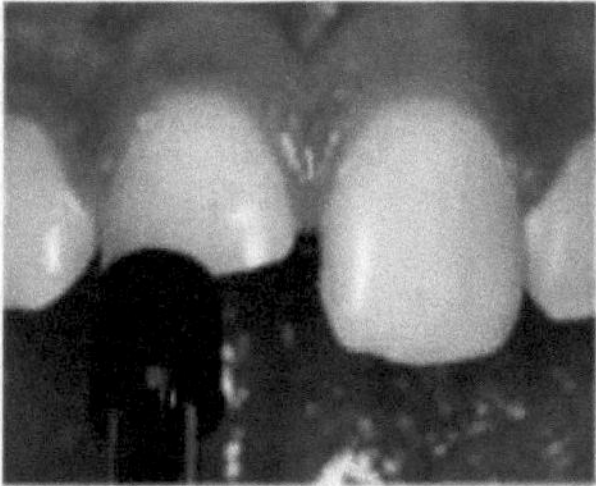
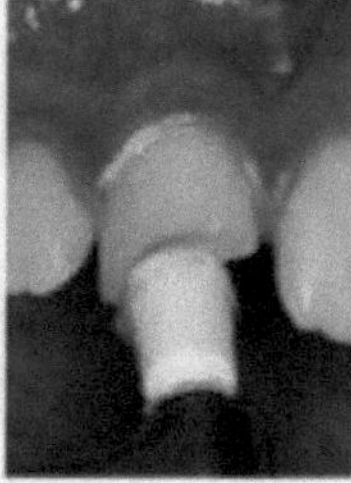

H. Preparação da colagem (sensibilidade pulpar e utiliza-se uma pasta de água-pomes e uma taça de borracha para limpar as superfícies de fratura do dente e do fragmento da coroa.

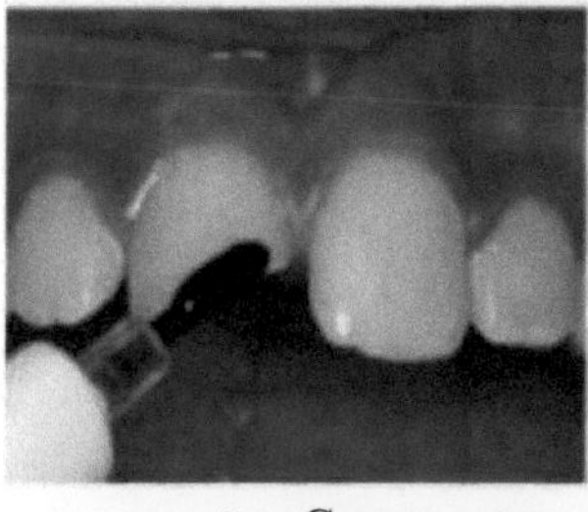
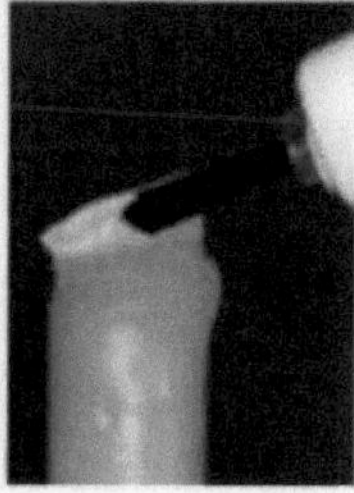

I. Gravura em esmalte[84]

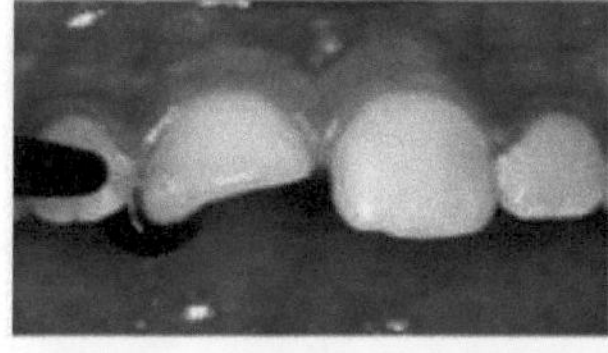
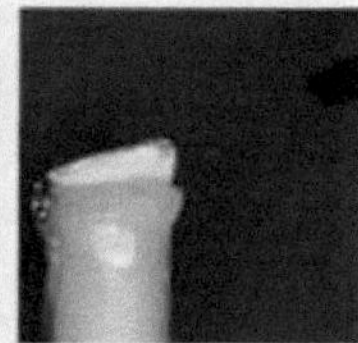

J. _Remoção de gravura

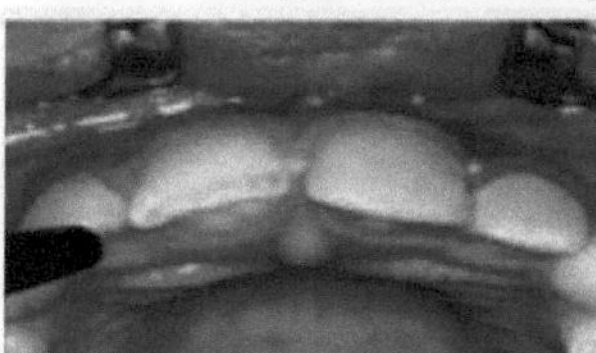
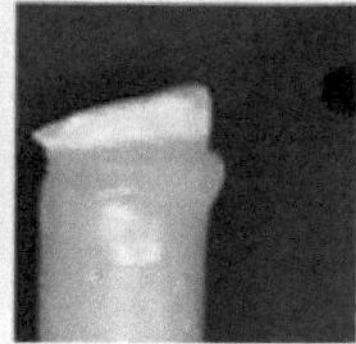

K. Secagem da zona fracturada

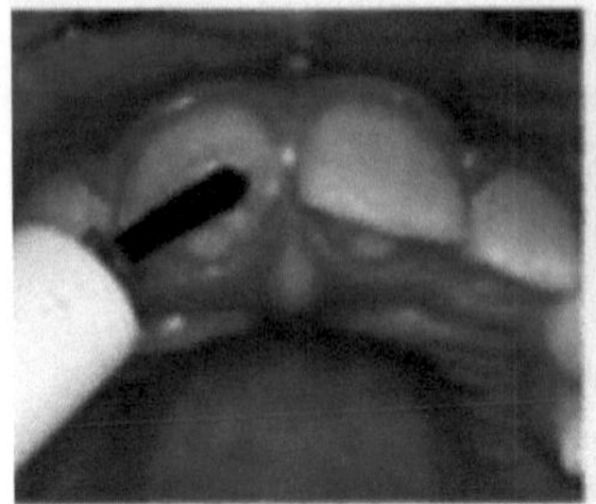
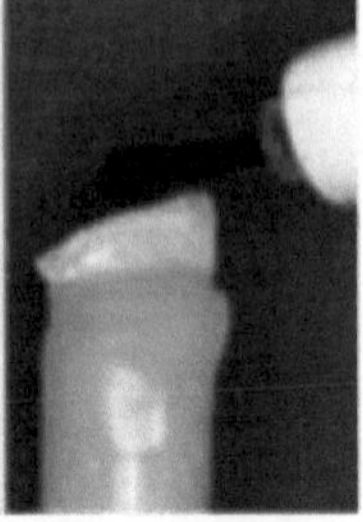

L. Condicionamento da dentina com EDTA durante 20 seg., seguido de enxaguamento com água durante 10 seg. e 10 seg. de secagem ao ar. De seguida, aplicação de GLUMA durante 20 seg. e secagem ao ar durante 20 seg.[85]

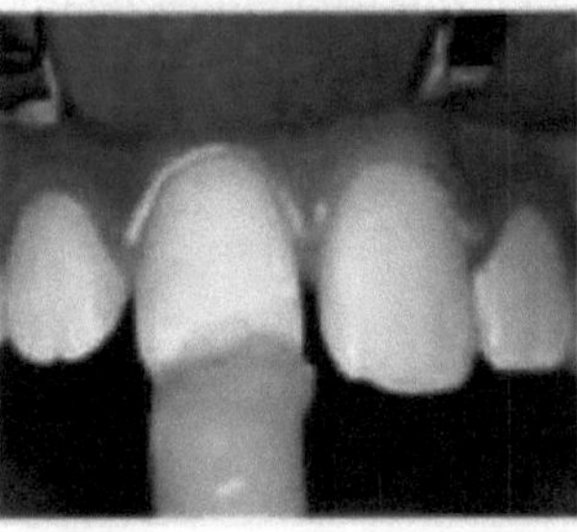
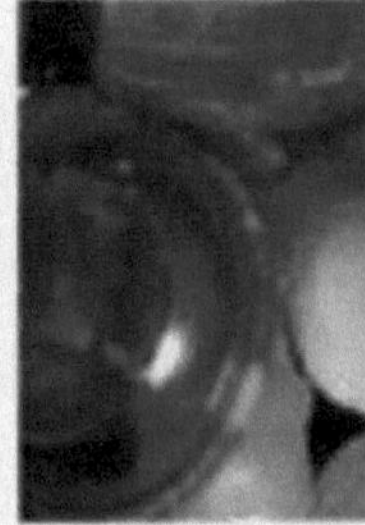

M. Colagem de fragmento com compósito fotopolimerizável[86,87].

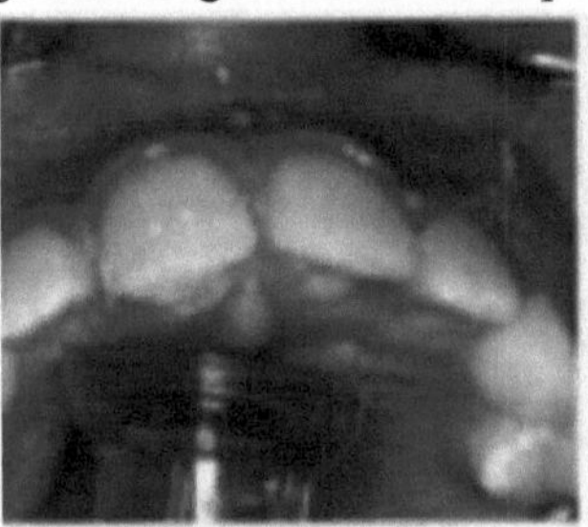
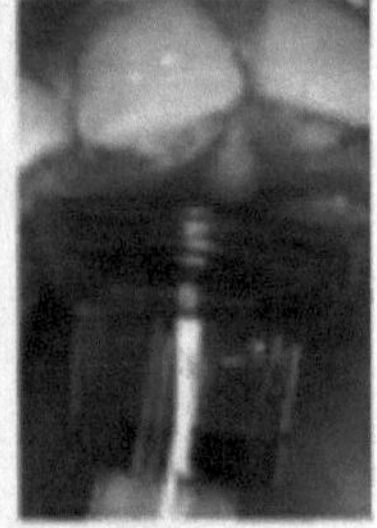

N. Polimerização ligeira

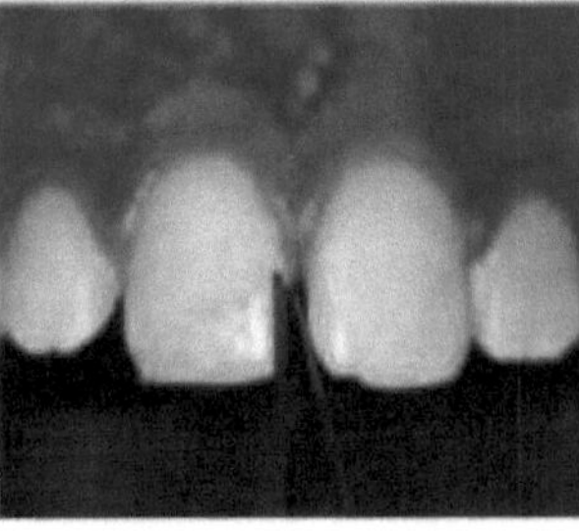
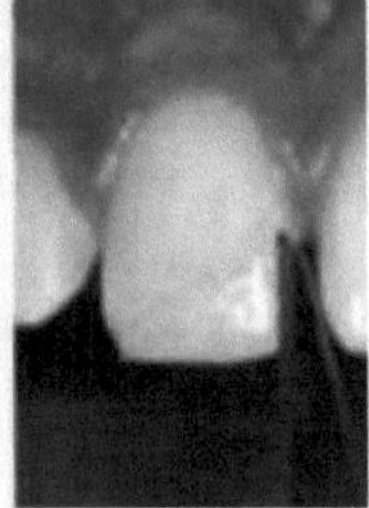

O. Remoção do compósito excedente com uma lâmina de bisturi reto.

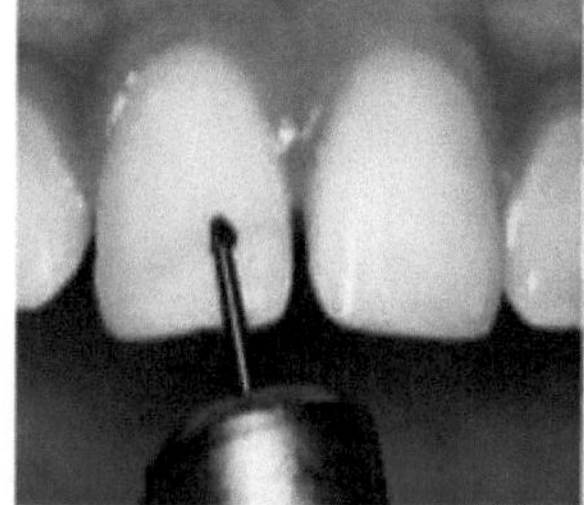
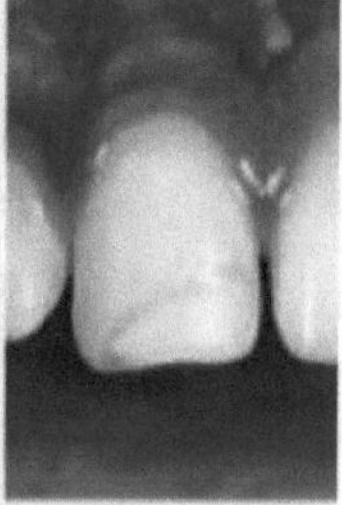

P. Reforço da face vestibular do local da fratura com uma broca de diamante redonda

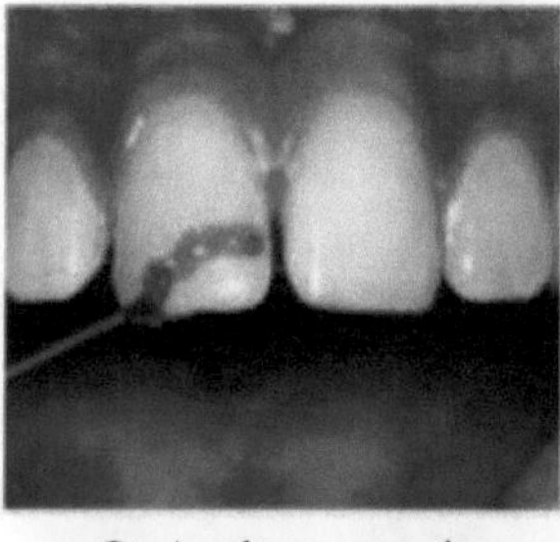
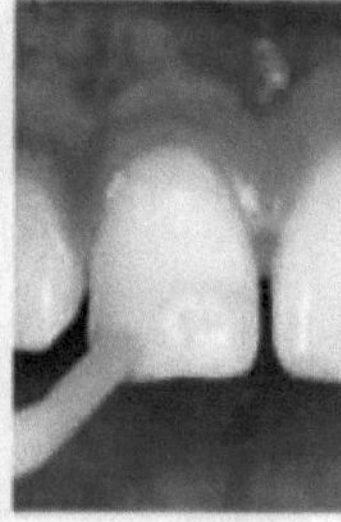

Q. Acabamento da superfície labial

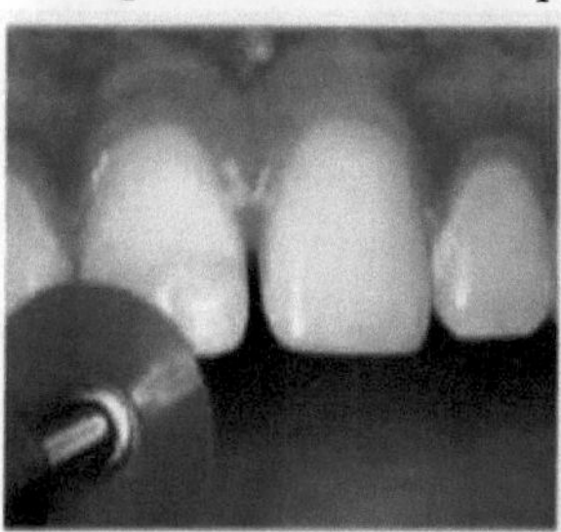
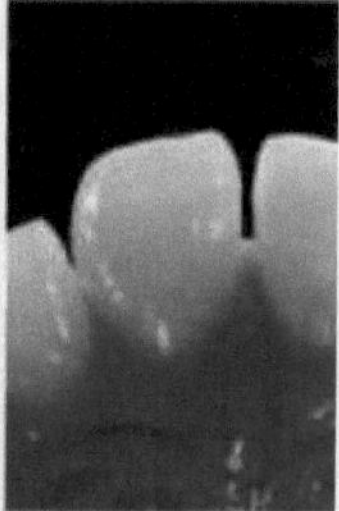

R. Reforçar o aspeto palatino da fratura

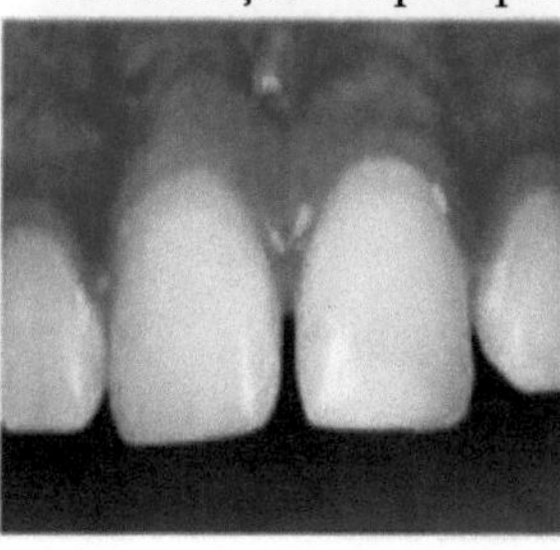
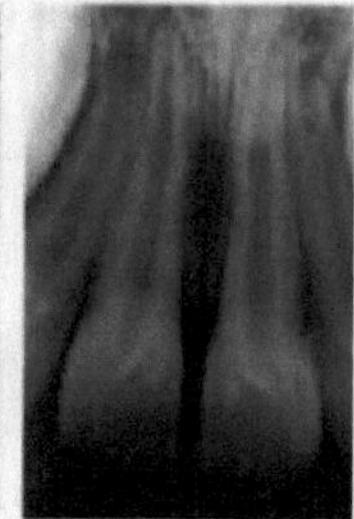

S. Restauro final

Figura 6.6 Utilização de faceta para melhorar a estética após a recolocação do fragmento[88,89]

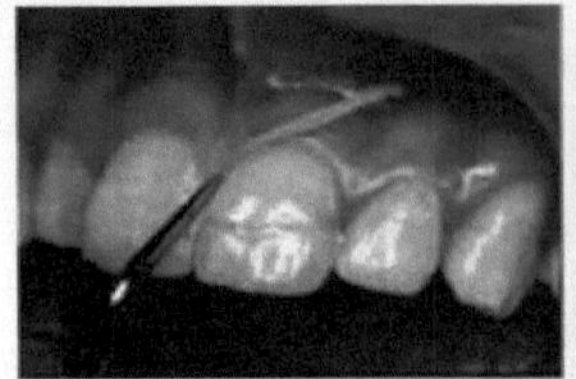
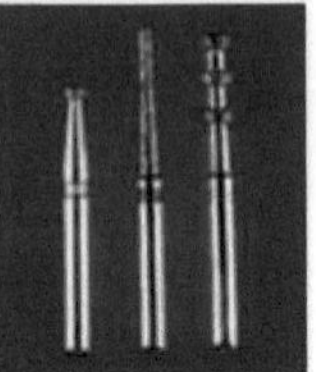

A. Preparação dos dentes

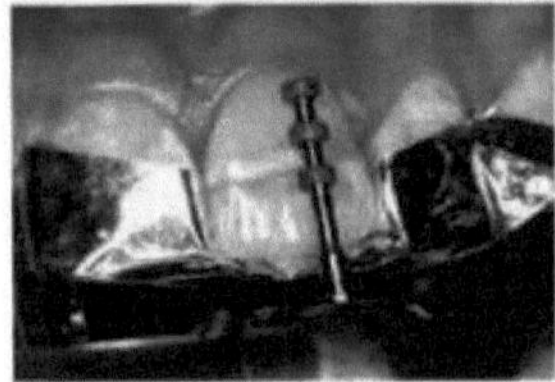
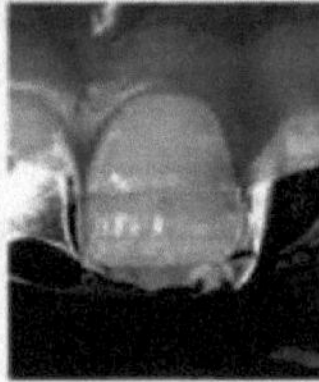

B. Redução inicial do esmalte (cortes iniciais em profundidade de 0,5 mm na face)

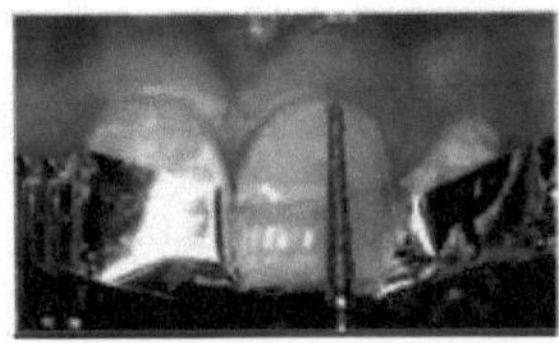
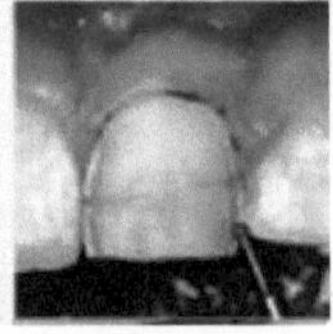

C. Redução final do esmalte

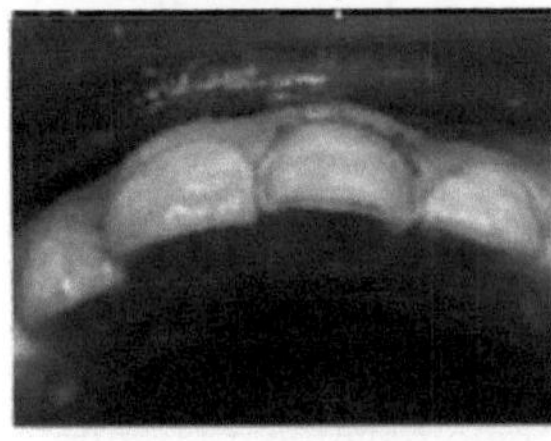
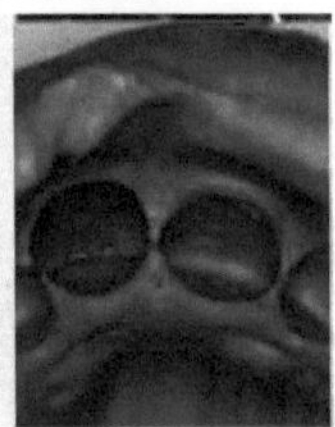

D. Preparação completa

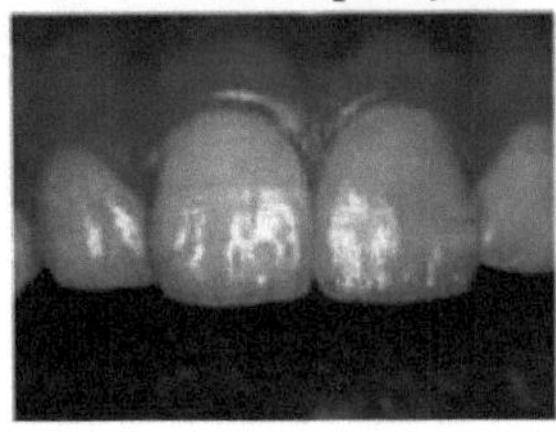
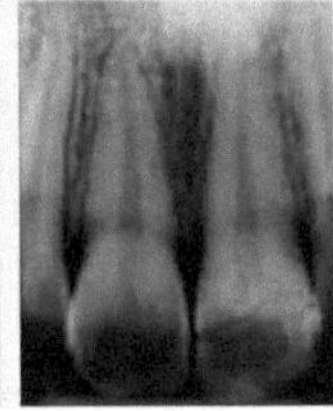

E. Restauro final90

FRACTURAS COMPLICADAS DA COROA

(A) FRACTURA DO ESMALTE-DENTINA E DA POLPA DO DENTE

Diretrizes para o esmalte, estrutura dentária e fratura da polpa do dente em dentes permanentes

	ESMALTE, ESTRUTURA DENTÁRIA PULPAR FRACTURA
Definição	Fratura exposta à polpa limitada à dentina e ao esmalte
Observações clínicas	• Mobilidade normal • Falta de sensibilidade a pressões e sensações • Exame do dente para detetar eventuais fracturas ou luxações da raiz, especialmente se houver algum desconforto • A polpa que foi exposta a estímulos é sensível (por exemplo, ar, frio, doces)
Avaliação e resultados de Radiografia	• A perda de esmalte e dentina é evidente • As peças em falta devem ser tidas em consideração: • Para procurar segmentos dentários ou partículas estranhas, aconselha-se a realização de uma radiografia do lábio e/ou da bochecha se o fragmento estiver ausente e houver lesões dos tecidos moles • Radiografia sugerida do dente: - Uma radiografia periapical paralela - Se houver indicações e sintomas de outras possíveis lesões, devem ser efectuadas mais radiografias

Diretrizes de tratamento para fracturas do esmalte, estruturas dentárias e polpa nos dentes permanentes[91]

TRATAMENTO	ENAMEL, DENTINAL ESTRUTURA FRACTURA PULPAR
	É crucial para proteger a polpa em pacientes cujos dentes têm ápices abertos e
	raízes subdesenvolvidas. É aconselhável efetuar uma cobertura pulpar ou uma pulpotomia incompleta para encorajar um maior desenvolvimento da raiz Para dentes com raízes totalmente desenvolvidas, a terapia conservadora da polpa, como a pulpotomia parcial, também é o curso de ação recomendado É adequado aplicar cimentos de silicato de cálcio que não mancham ou hidróxido de cálcio que não endurece na ferida da polpa A melhor forma de atuação é um canal radicular se for necessário um pilar para manter um coronal no

	lugar num dente que esteja completamente desenvolvido Depois de a polpa exposta ter sido tratada e o dente ter sido re-hidratado, o fragmento do dente, se estiver acessível, pode ser colado de novo no dente Se não estiver disponível um fragmento de coroa intacto para colagem, utilize resina composta e agente de colagem ou cubra a dentina que está exposta com GIC Assim que possível, substitua a substituição transitória por uma obturação dentária feita de substâncias aprovadas

Procedimentos de acompanhamento Fratura da polpa esmalte-dentina nos dentes permanentes

ACOMPANHAMENTO	FRACTURA DO ESMALTE-DENTINA
	O regime de acompanhamento da luxação é o curso de ação recomendado nos casos em que há laxante associado
	lesões, fratura radicular e uma possível lesão de luxação concomitante É necessário um acompanhamento prolongado
Condições favoráveis	• Sintomas menos • Teste de sensibilidade da polpa com resultado positivo • enchimento superior • Nos dentes imaturos, o desenvolvimento da raiz continua
Condições desfavoráveis	• Sintomas presentes • Infeção e necrose pulpares • Descoloração • Periodontite apical • Nos dentes que não estão completamente desenvolvidos, as raízes não crescem • Ausência de restauro • Restauração deslocada

TEMPO	FRACTURA DA POLPA DE ESMALTE-DENTINA

6-8 SEMANAS	Em caso de fratura coronal de um dente com lesão luxante concomitante, utilizar o acompanhamento programado da luxação
3 MESES	Exame radiográfico e clínico
TEMPO	FRACTURA DA POLPA DE ESMALTE-DENTINA
6 MESES	Exame radiográfico e clínico
1 ANO	Exame radiográfico e clínico

Figura 6.7: Tratamento de uma fratura coronária complicada por capeamento pulpar e uma restauração de resina composta.

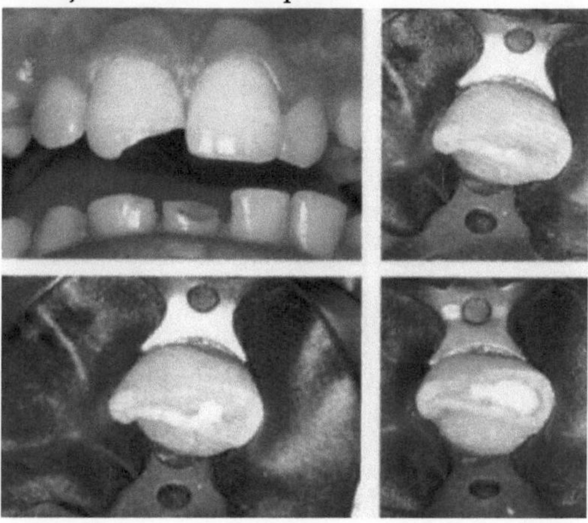

Capeamento da polpa: Após o isolamento do dique de borracha, é aplicada uma pasta de hidróxido de cálcio (como o Calasept®) na exposição pulpar e a dentina residual é selada com um cimento de hidróxido de cálcio de endurecimento duro antes de o dente ser reparado com um compósito . (Cortesia do Dr. M. Cvek, Eastman Denial Institute, Estocolmo)

Figura 6.8: Utilização de pulpotomia para tratar uma fratura complexa da coroa e, em seguida, colagem da peça da coroa

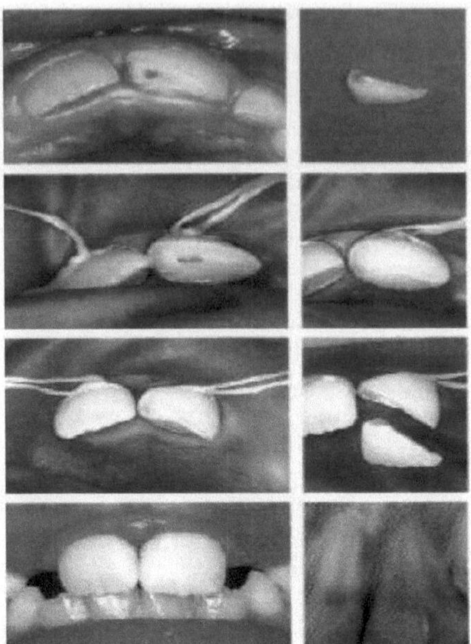

Pulpotomia: Uma borracha

A barragem é utilizada para isolar o dente, e uma cobertura de cimento de ionómero de vidro e hidróxido de cálcio, também conhecido como Calasept®, são utilizados para fazer a pulpotomia.

Examinar o ajuste do fragmento

Ligação de fragmentos (Cortesia do Dr. M. Cvek, Instituto Eastman Denial, Estocolmo)

Figura 6.9 Fratura complicada da coroa tratada por pulpotomia e restauração com compósito

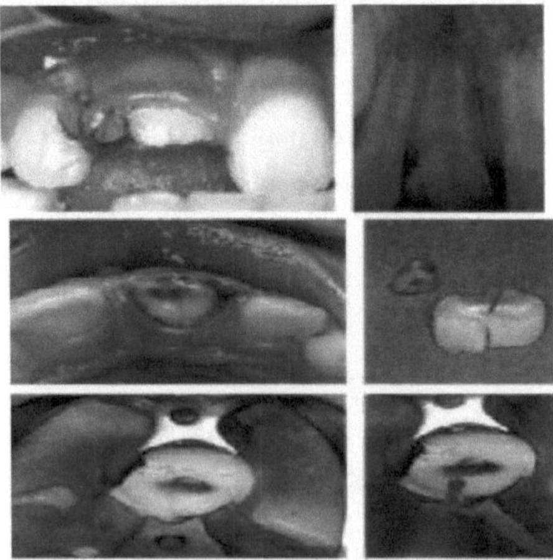

Verifica-se uma grande exposição da polpa.
Isolamento do dique de borracha

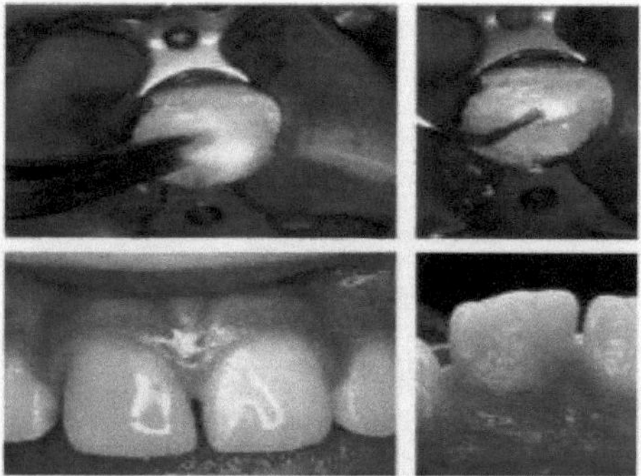

Pulpotomia
Restauração em compósito

CAPÍTULO-7

FRACTURA DA RAIZ DA COROA

A quebra do esmalte e da estrutura dentária, bem como do cemento, é normalmente referida como uma fratura coronal e radicular. Com base no envolvimento dos tecidos pulpares, as fracturas podem ser classificadas como complicadas e não complicadas.[4]

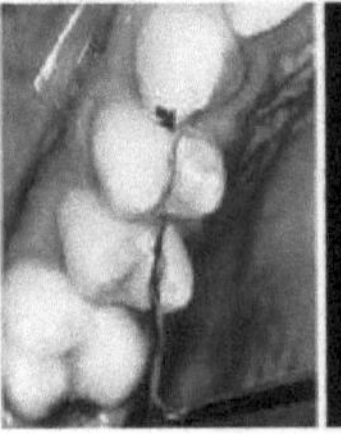
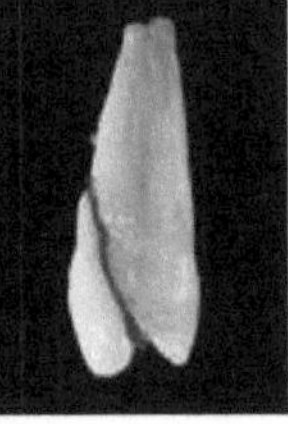

Figura 7.1 complicação da fratura da coroa

Os factores causais mais frequentes são os corpos estranhos dentários que atingem os dentes, as quedas e as colisões de bicicletas e automóveis.[92]

Na região anterior, a lesão direta é normalmente a causa das fracturas da raiz coronal. O tipo de fratura depende da direção da força de impacto. A linha de fratura típica é o resultado de um golpe frontal. A cúspide labial ou oral dos bicúspides e molares pode partir-se nas regiões posteriores. São fracturas simples que se estendem abaixo da inserção gengival e frequentemente não expõem a polpa. Estas lesões resultam frequentemente de traumatismos indirectos.

Fratura coronal - radicular não complicada

Este tipo de fratura evita a exposição da polpa ao atravessar o cemento, a dentina e o esmalte. Pode haver uma exposição mínima se a fratura ocorrer muito perto da polpa. A fratura do cemento está tipicamente localizada perto ou ligeiramente acima do bordo ósseo da crista. Há mais do que apenas um pequeno sangramento periodontal [93].

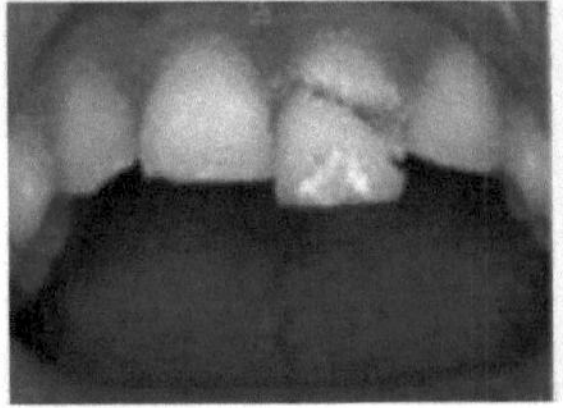
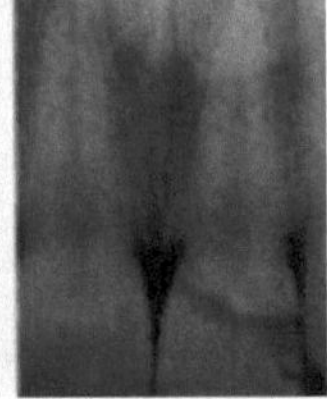

Figura 7.2 Fratura de coroa não complicada

Coroa complicada - Fratura da raiz

Isto envolve a exposição da polpa à medida que as fissuras atravessam o cemento, a dentina e o esmalte. Tipicamente, há hemorragia da polpa e do periodonto quando há uma fratura no cemento, que pode ocorrer em qualquer parte, desde a margem supra-óssea até à margem infra-óssea.[93]

Diretrizes para fracturas radiculares coronais na dentição permanente[94]

FRACTURA CORONAL/RAIZ	
Definição	Uma fratura que provoca a perda da estrutura do dente e envolve a parte do cemento, a dentina e o esmalte. A polpa pode estar exposta ou submersa. Abaixo do bordo gengival encontra-se a fratura da coroa.
Avaliação de peritos e resultados	É provável que os testes de vitalidade e sensibilidade dêem positivo. Sensível à percussão. Os fragmentos coronais podem migrar.
Avaliar e análise das imagens e dos resultados radiográficos[5]	É aconselhável realizar 1 radiografia oclusal e 2 radiografias apicais para as regiões mesial e distal para verificar o movimento ou a existência potencial de fratura radicular Para determinar o comprimento e a direção da fratura, a CBCT deve ser tida em consideração.

Diretrizes de tratamento para fracturas radiculares coronais nos dentes permanentes[95]

FRACTURA MÉDICA CORONAL/RADICULAR CUIDADO

Para manter a vitalidade da polpa em casos de exposição pulpar e raízes jovens, efetuar uma pulpotomia incompleta.

Sem exposição pulpar: remover os fragmentos, efetuar ou não gengivectomia e restaurar.

Exposição pulpar com desenvolvimento radicular completo: Completar a terapia endodôntica e, em seguida, substituir por um coronal que seja pós-retenção.

Antes da colocação de uma restauração definitiva, pode ser necessário expor as margens através da extrusão ortodôntica ou cirúrgica do segmento apical.

Quando uma fratura radicular coronal tem uma extensão apical significativa - sendo a fratura vertical o caso mais extremo - a extração é inevitável.

Extração combinada com uma ponte tradicional ou uma reparação com coroa implanto-suportada feita imediatamente ou mais tarde.

Procedimentos de acompanhamento Fracturas da raiz da coroa nos dentes permanentes

TEMPO	FRACTURA DA RAIZ CORONAL
6-8 SEMANAS	Exame radiográfico e clínico
ANUALMENTE DURANTE 5 ANOS	Exame radiográfico e clínico

CURA E PATOLOGIA

Nestas fracturas, a comunicação entre os tecidos pulpares e o ligamento periodontal e a cavidade dentária permite a invasão bacteriana e a subsequente inflamação. Ao contrário das fracturas radiculares, em que a fratura está totalmente contida no alvéolo, a cicatrização da fratura não pode ser antecipada nas fracturas corono-radiculares devido a esta razão.[96]

TREAMENT[97]

- Como solução temporária para as fracturas corono-radiculares na área anterior, o fragmento coronal pode ser estabilizado com uma tala de resina/acido para os dentes vizinhos. A saliva pode contaminar o dente desde a linha de fratura até à polpa, embora o dente continue a funcionar normalmente.
- Mas é imperativo que, dentro de alguns dias após o dano, seja iniciado um tratamento definitivo. Se existirem várias fracturas simples da raiz coronal nas áreas pré-molar e molar, a dentina supragengival exposta pode ser coberta com GIC e quaisquer peças soltas devem ser removidas imediatamente.
- Na maioria dos casos, a extração é necessária para fracturas verticais corono-radiculares. No entanto, é de salientar que houve casos em que a consolidação da porção intra-alveolar da fratura resultou da colagem do fragmento coronal. Por último, mas não menos importante, deve notar-se que as fracturas verticais dos incisivos permanentes juvenis terminam tipicamente ao nível da crista alveolar ou um pouco acima dela.

Figura 7.3: Princípio de tratamento da fratura da raiz da coroa[97] (Remoção do fragmento coronal e exposição cirúrgica da fratura)

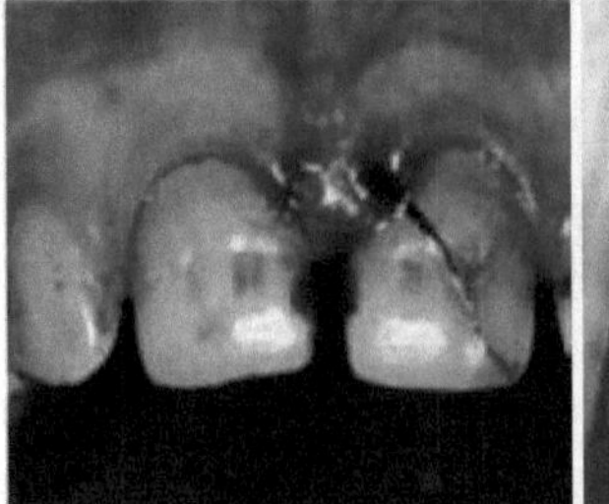
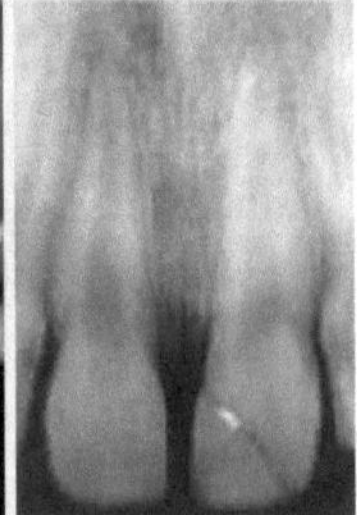

Aspeto clínico e radiográfico de uma fratura coronária complicada

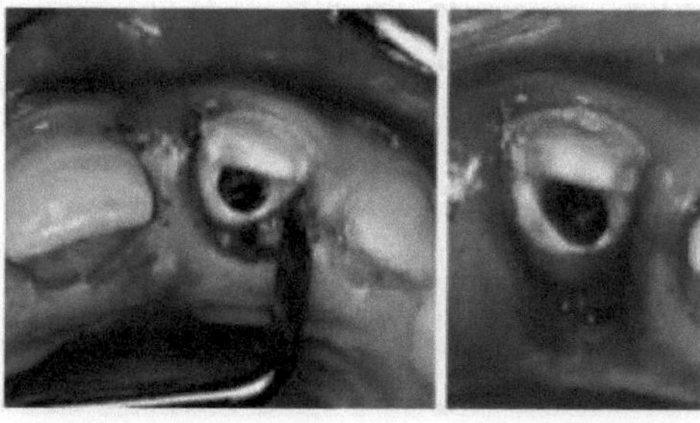

Expor o local da fratura: o fragmento coronal é removido. Uma gengivectomia e osteotomia combinadas expõem a superfície da fratura

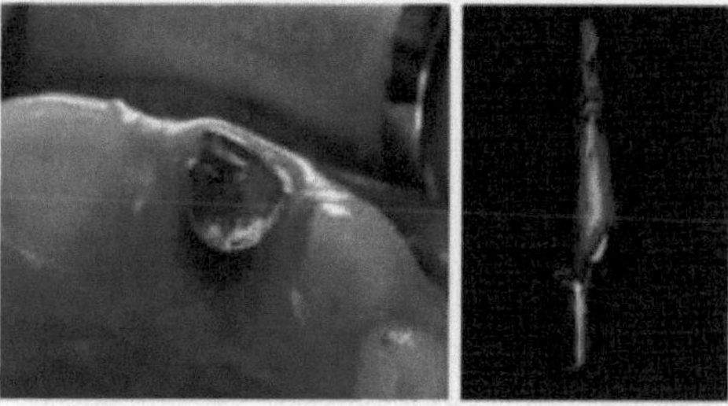

Construção de uma coroa fixa: Depois de efetuar um molde, é fabricada uma coroa total pós-fixada

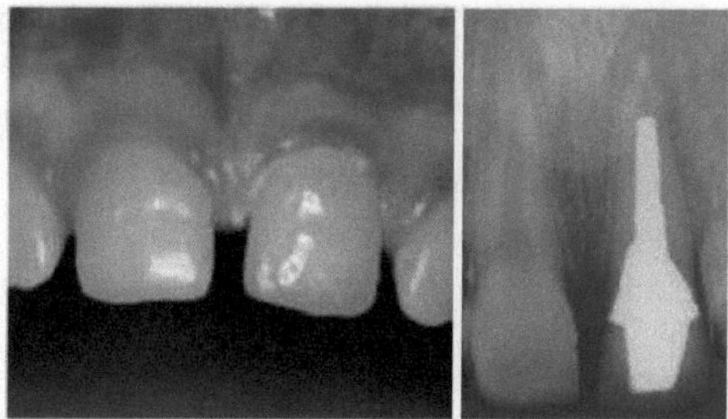

A restauração acabada: estado clínico e radiográfico 2 meses após a inserção da coroa

Figura 7.4:_Princípio de **tratamento** da extrusão ortodôntica[98,99]

Extrusão ortodôntica de um incisivo fracturado na raiz da coroa. A. Antes do tratamento. A paciente é uma mulher de 16 anos que sofreu um traumatismo dentário há 7 anos. Os dois incisivos centrais estavam fracturados e foram restaurados com compósito. No entanto, a restauração do incisivo central direito falhou devido a cáries secundárias. B. Após o tratamento. O incisivo central direito extruído foi restaurado com uma coroa de porcelana após extrusão ortodôntica e o incisivo esquerdo foi restaurado com um novo compósito. C e D. Aspeto incisal e palatino no primeiro exame. E. Radiografia do primeiro exame. A cárie invadiu a crista do osso alveolar. Aspeto vestibular após o tratamento endodôntico e antes da extrusão ortodôntica. Parece não haver nenhuma estrutura dentária sólida preservada acima da crista alveolar.

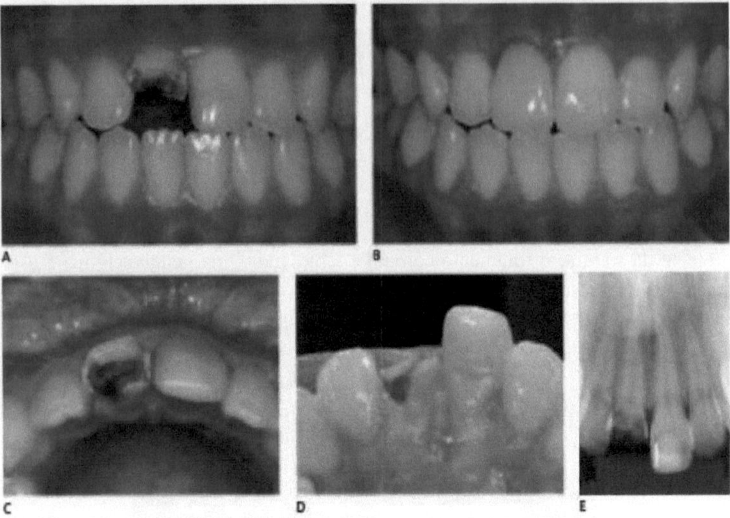

F. Condição após o tratamento endodôntico G. A relação oclusal; é encontrado espaço suficiente para acomodar um aparelho ortodôntico. H. Após a colocação de um aparelho ortodôntico, é colocado um gancho no canal. É colocado um elástico entre o fio e o gancho. A distância entre o gancho e o fio é de 4mm. I. Radiografia antes da extrusão. J e K. Aspeto palatino e vestibular no início da extrusão. Um laminado é colado nos dentes vizinhos. Note-se que existe espaço suficiente entre a margem gengival e a margem cervical da coroa provisória. L. Radiografia tirada no início da extrusão.

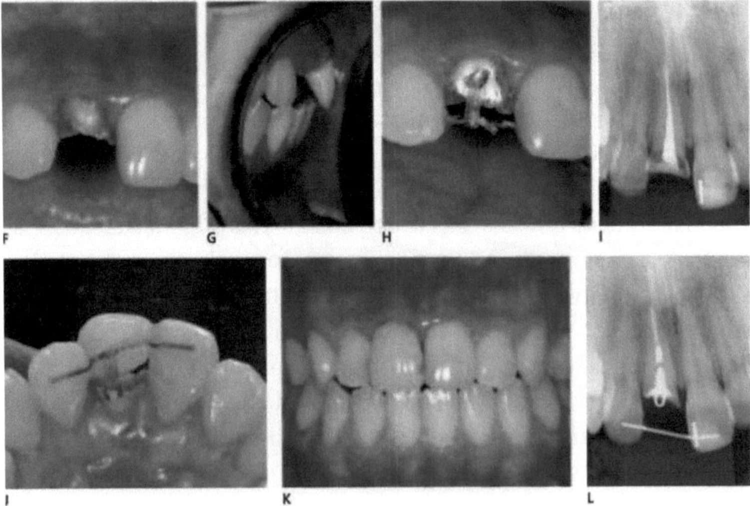

M. Aspeto bucal logo após a extrusão. Note que o tecido gengival cresceu junto com o dente extruído, resultando numa topografia gengival inaceitável. N. Retalho reposicionado apicalmente. Um retalho gengival foi levantado e posicionado apicalmente após a ressecção óssea do excesso de osso ao redor do dente extruído. O. Radiografia efectuada 6 semanas mais tarde, no final da extrusão. Uma pequena quantidade de osso parece ter-se regenerado juntamente com a extrusão.

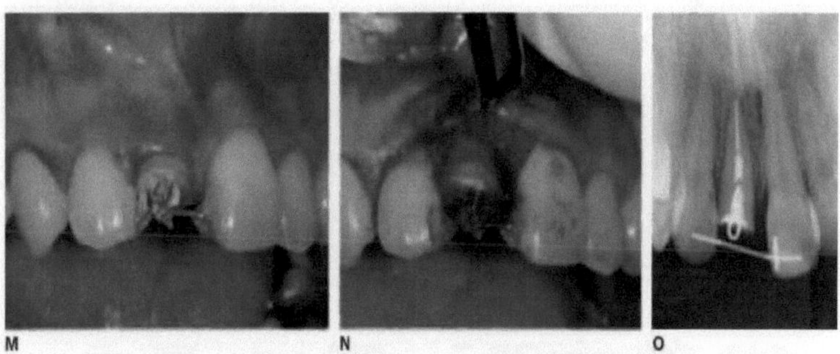

P. Imediatamente após a cirurgia. Q. Três meses após a extrusão. R. Quatro meses após a extrusão. S. Uma coroa de jaqueta de porcelana a ser colocada. T. Vista bucal após a colocação da coroa. U. Radiografia após a restauração.

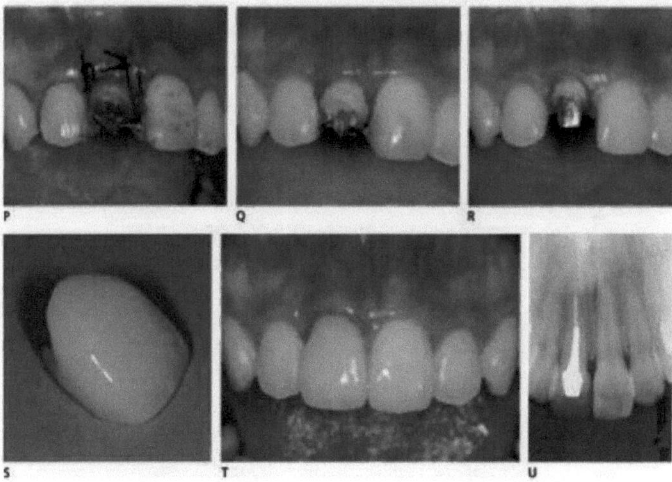

Figura 7.5: _Extrusão cirúrgica da raiz e remoção do fragmento coronal[100,101]

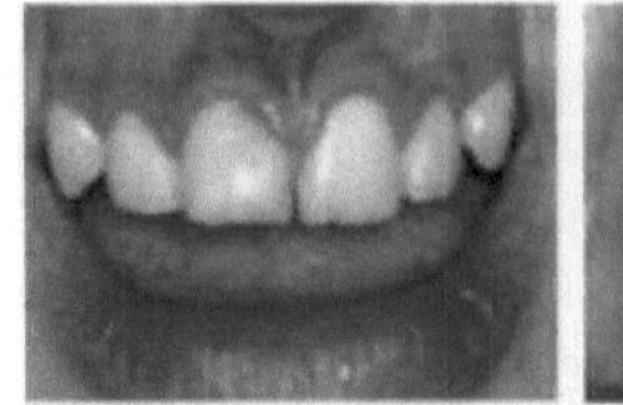
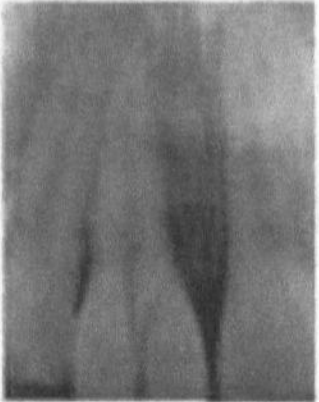

Uma fratura complicada da raiz da coroa num rapaz de 13 anos. O fragmento solto é estabilizado imediatamente após a lesão com uma coroa provisória e material de ponte utilizando a técnica de ataque ácido

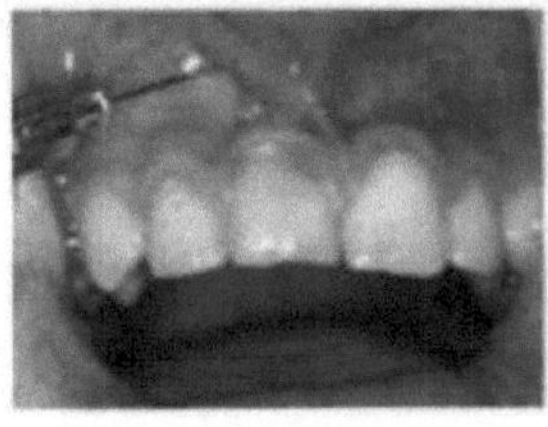
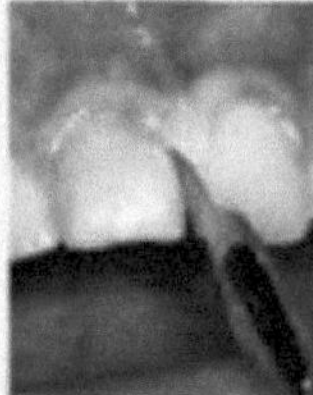

Incisão do PDL

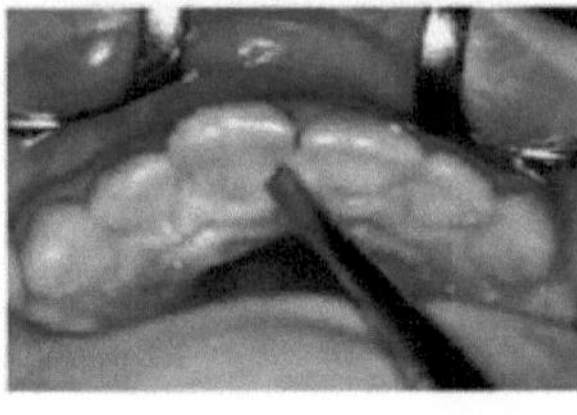
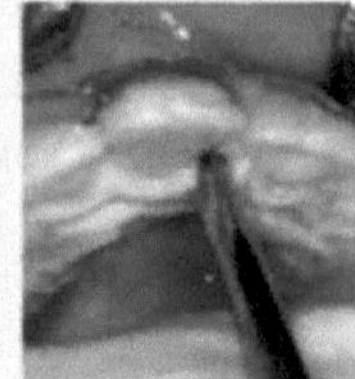

Luxação da raiz

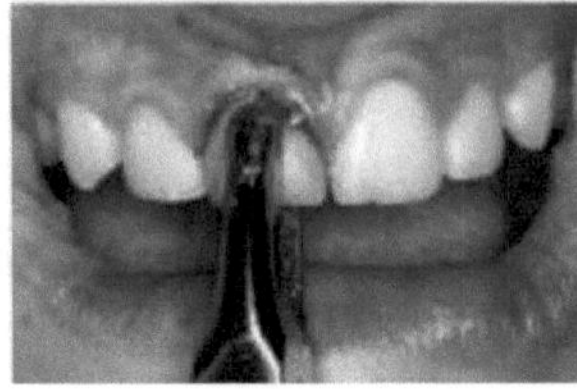
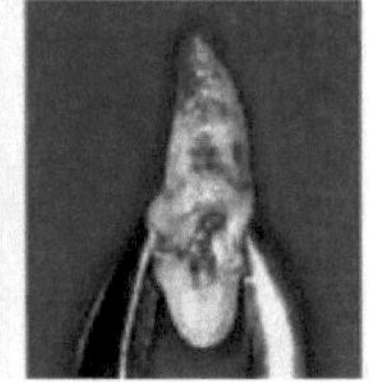

Extração da raiz

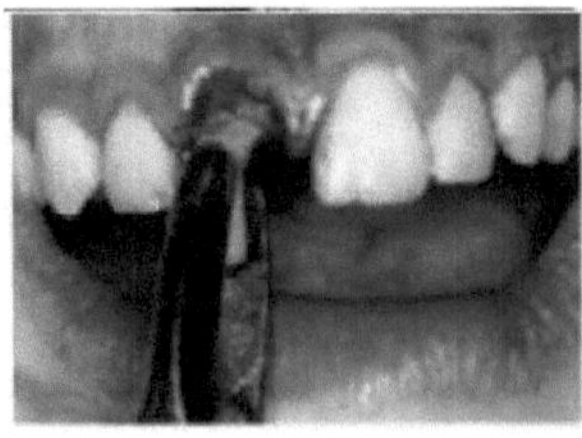
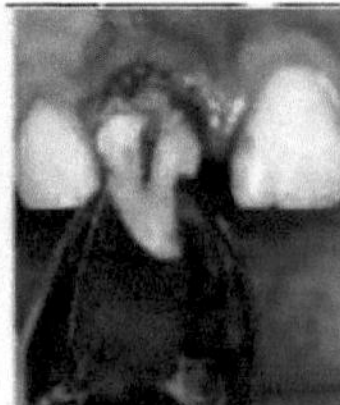

Reimplantação do fragmento apical: O reposicionamento ótimo foi conseguido rodando a raiz 45°.

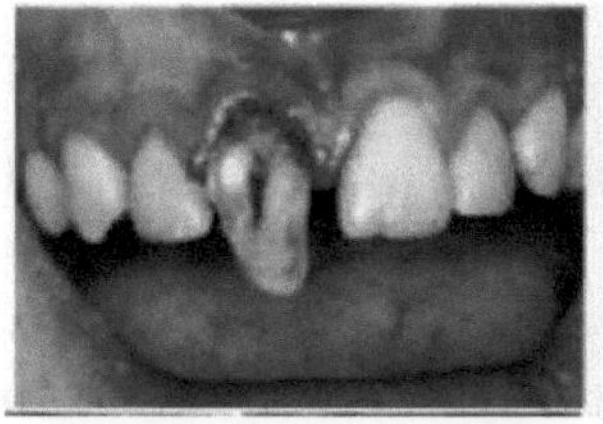
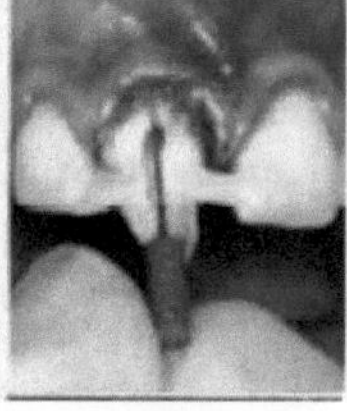

Estabilização do fragmento apical durante a cicatrização

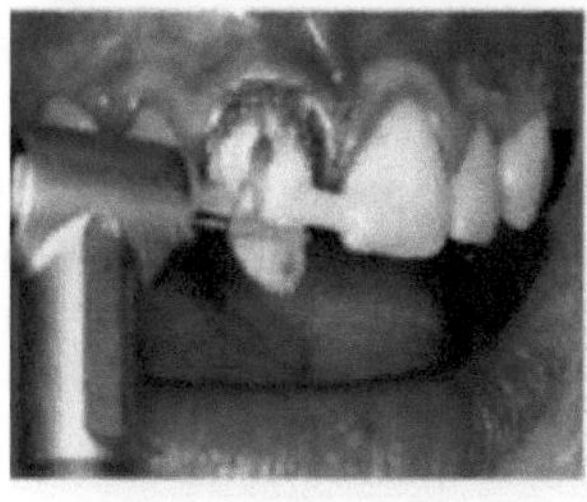
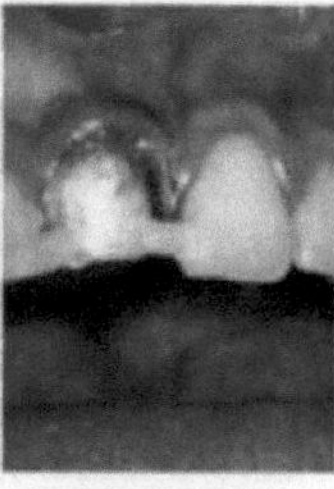

Duas semanas após o tratamento inicial, terapia endodôntica

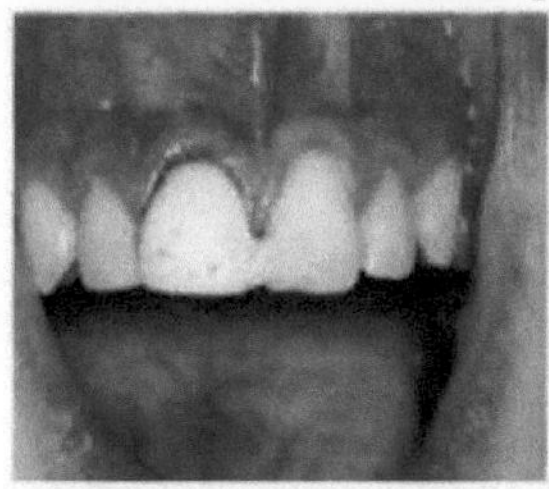
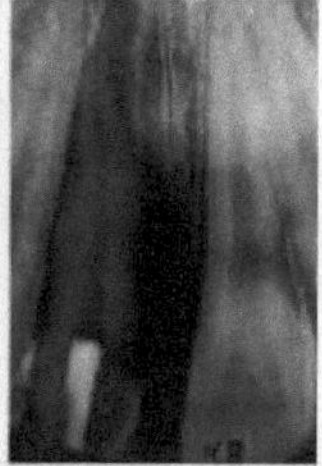

Dois meses após a extrusão cirúrgica, a cicatrização já ocorreu e é possível completar a restauração.

Figura 7.6:_ Transplante intra-alveolar de um incisivo central fracturado por coroa e raiz. Nenhum sinal de reabsorção radicular é visto 4 anos após o transplante.[102] De KAHNBERG 1985.

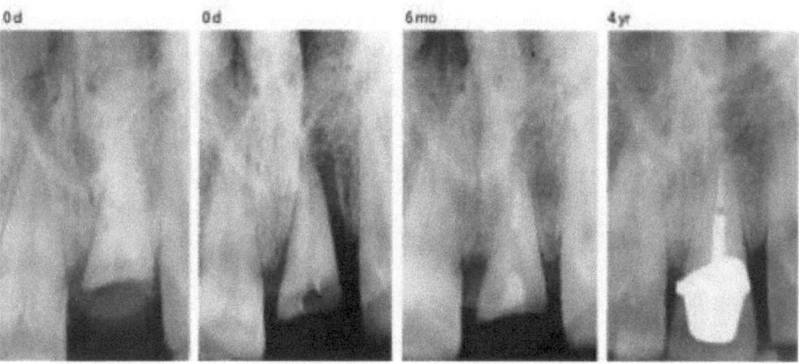

CAPÍTULO-8

FRACTURA RADICULAR

As fracturas da raiz, que são conhecidas como fracturas que incluem a parte da dentina, o cemento e os tecidos pulpares, representam 2-4% das lesões por traumatismo dentário e 0,5-7% das lesões dos dentes permanentes. As lutas e os objectos estranhos que causam lesões nos dentes são causas comuns de fracturas radiculares na dentição permanente.[4]

As fracturas radiculares resultam tipicamente de um impacto frontal que comprime a mandíbula labial e lingualmente. O plano de fratura é então provocado pelo stress de cisalhamento que se segue. Histologicamente falando, o resultado é uma lesão do ligamento periodontal (rutura e/ou compressão) limitada ao segmento da coroa, fazendo com que o tecido pulpar seja esticado ou cortado ao nível da fratura[103].

As fracturas radiculares podem ser classificadas como horizontais ou verticais, dependendo da forma como ocorrem.

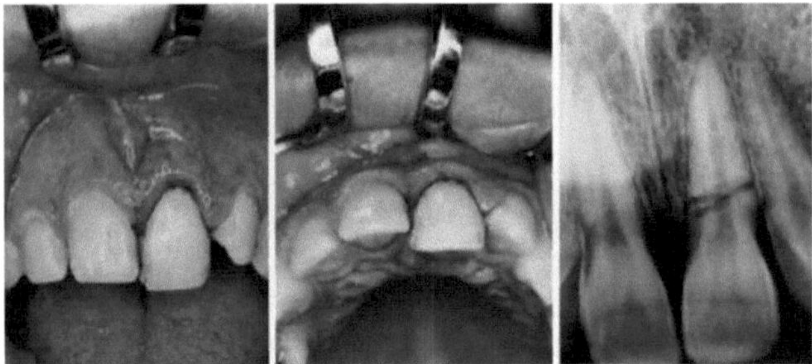

Figura 8.1 Deslocamento palatino e incisal do incisivo central esquerdo devido a fratura radicular.[104]

A fratura horizontal da raiz pode ser classificada como:

Quantidade de linhas de fratura (simples ou complexas)

A localização da linha de fratura (apical, média ou cervical)

A localização do segmento coronal (tanto deflectido como não deflectido)

Grau de fratura (parcial e total)

A fratura radicular vertical pode ainda ser classificada como:

A divisão dos pedaços de raiz (total ou parcial)

A localização da fratura em relação à crista alveolar

Quando os dentes com fraturas radiculares são examinados clinicamente, eles normalmente exibem um dente ligeiramente extrudado que é frequentemente deslocado em uma orientação oral. Embora o grau de mobilidade do dente seja determinado pelo local da fratura, a diferenciação clínica entre o deslocamento resultante de uma fratura radicular e uma lesão por luxação normalmente não é possível. O exame radiográfico é o único fator utilizado para fazer o diagnóstico.[105]

Diretrizes para fracturas radiculares nos dentes permanentes[106]

FRACTURA DA RAIZ	
Definição e exame	Uma fratura que afecta o sistema radicular. Os terços cervical, médio ou apical são localizações possíveis para ela
Clínica Avaliação e Conclusões	O fragmento coronal é frequentemente móvel e, ocasionalmente, muda de posição Sensível à percussão Na maioria das vezes, o segmento apical permanece in situ
Avaliação e análise de imagens e resultados radiográficos	Para verificar a extensão da fratura radicular no terço apical e médio, tirar uma radiografia oclusal São necessárias duas radiografias periapicais diferentes, orientadas horizontalmente, para identificar as fracturas da porção radicular cervical Uma trajetória de fratura oblíqua que afecte o terço cervical na medição vestibulolingual pode ser excluída ou confirmada por TCFC no caso de uma fratura radicular do terço médio

Figura 8.2 Tratamento de uma fratura de raiz luxada lateralmente107,108

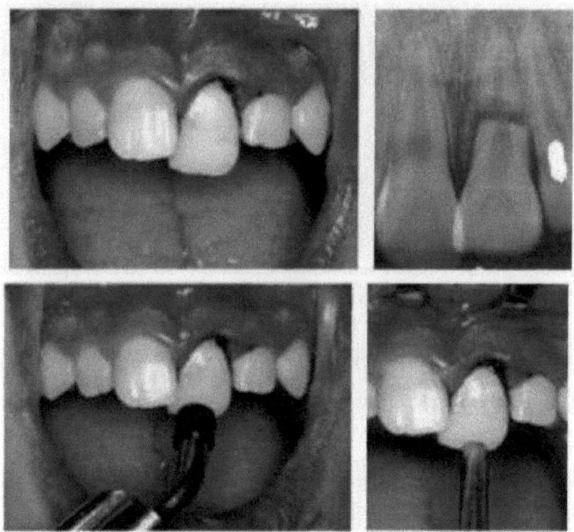

Examinar o dente: TESTE DE SENSIBILIDADE, TESTE DE PERCUSSÃO.

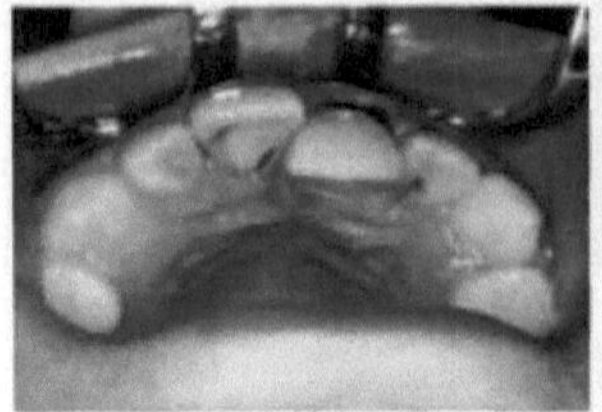 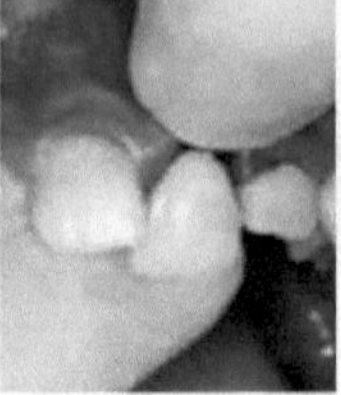

Reposicionamento do dente

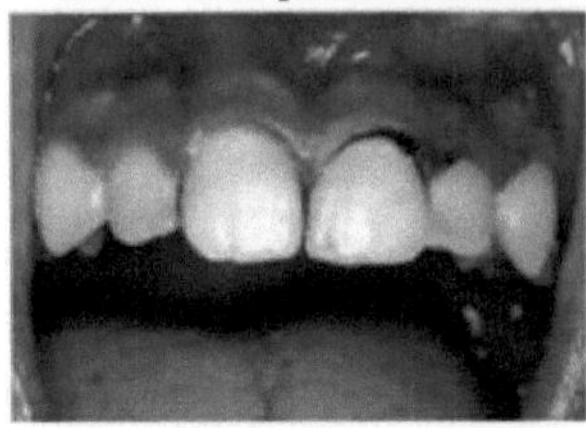 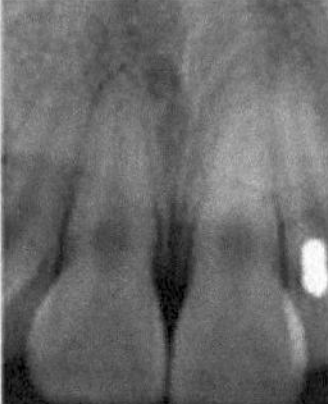

A posição correta do fragmento coronal é confirmada radiograficamente

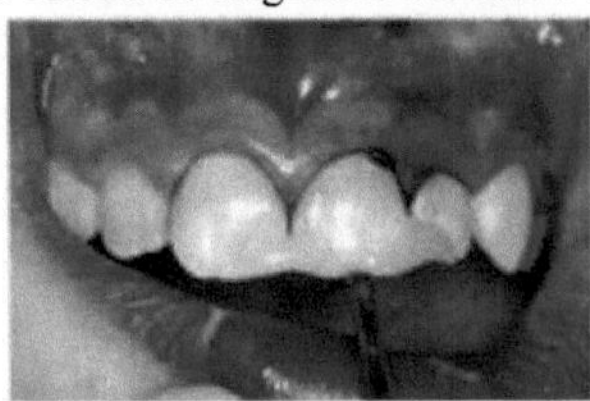 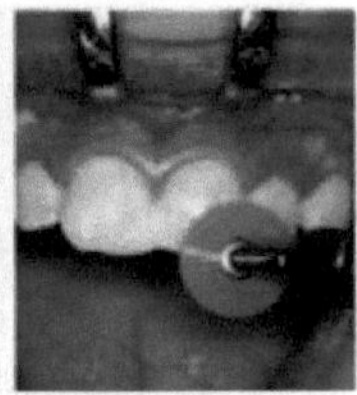

A imobilização é efectuada

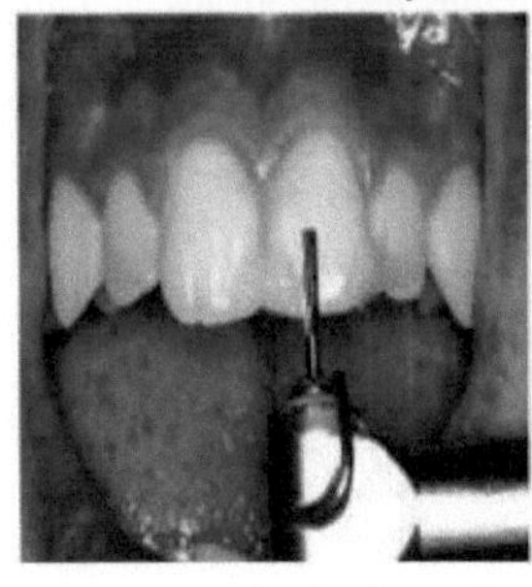 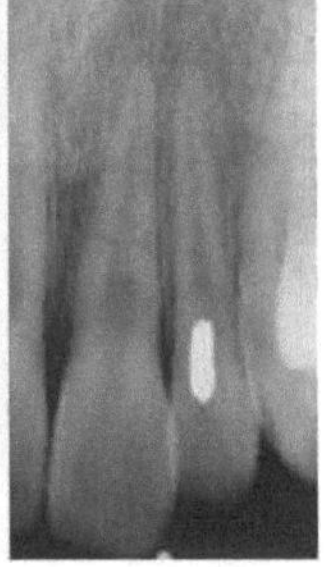

Os eventos de cicatrização são monitorizados radiograficamente. Se o dente reagir aos testes de sensibilidade e não houver sinais de infeção no osso ao nível da fratura, a tala pode ser removida.

Diretrizes de tratamento para a fratura da raiz nos dentes permanentes[109]

TRATAMENTO DA FRACTURA RADICULAR	
	• Siga as diretrizes de tratamento da avulsão para fracturas radiculares se a peça coronal se tiver soltado do alvéolo. Caso contrário, siga as instruções abaixo. • Antes da deslocação, lavar a superfície radicular exposta com

	uma solução salina. • Reposicionar a secção coronal do dente o mais rapidamente possível, caso este se tenha deslocado. • Verificar radiograficamente se a posição correta foi alcançada. • Utilizar uma tala flexível para manter os dentes no sítio durante 4 semanas. • A estabilização pode prolongar o processo de cicatrização se a fratura da raiz estiver próxima da região cervical do dente (até quatro meses). Pelo menos um ano, seguir a cicatrização para verificar o estado da polpa.
	Se aparecer necrose pulpar, recomenda-se o tratamento do canal radicular do fragmento do dente coroado até à linha de fratura.

Procedimentos para monitorizar dentes permanentes partidos

TEMPO	FRACTURA DA RAIZ
4 SEMANAS	Remoção da tala, exame radiográfico e clínico
6-8 SEMANAS	Radiografias e exame oral
4 MESES	Remoção da tala, exame radiográfico e clínico
6 MESES	Exame radiográfico e clínico
1 ANO	Exame radiográfico e clínico
ANUAL PARA 5 ANOS	Exame radiográfico e clínico

CURA E PATOLOGIA

Cicatrização de fracturas radiculares Após uma fratura radicular, dois tipos diferentes de respostas de cicatrização de feridas resultam das actividades de cicatrização que são iniciadas no local da participação da polpa e do PDL. Na sua tentativa de fechar a localização das lesões com os tecidos pulpares ou com os tecidos gerados pelo periodonto, estes processos parecem ocorrer independentemente um do outro e, ocasionalmente, até competem entre si[110].

O TRATAMENTO DAS FRACTURAS RADICULARES PODE SER DIVIDIDO EM DUAS CATEGORIAS:

1) Porção apical de um terço
2) Porção de um terço médio
3) Porção de um terço da coluna cervical

Porção apical de um terço

Normalmente, não há qualquer movimento e o dente pode nem sequer doer.

O fragmento apical normalmente não se desloca quando uma fratura de raiz é horizontal, enquanto o segmento da coroa é deslocado em graus variáveis.

A necrose pulpar no fragmento apical é muito rara, uma vez que a circulação apical dos tecidos pulpares não sofre interferência.

Por conseguinte, recomenda-se uma política de espera e vigilância e não é necessário qualquer tratamento.

A peça apical deve ser removida cirurgicamente se a polpa apresentar necrose nessa área.

Meio-terceiro

O fragmento coronal será reposicionado e imobilizado, sendo fixado aos dentes adjacentes com uma tala semi-rígida ou rígida (como uma tala de ácido/resina ou um fio ortodôntico e talas de resina composta). A tala será mantida durante 2 a 3 meses.

Além disso, foram recomendadas talas de titânio para traumas - uma malha romboide de 0,2 milímetros de espessura que pode ser facilmente ajustada ou estabilizada na estrutura dentária.

Fracturas do terço cervical

O prognóstico das fracturas radiculares cervicais é mau devido à exposição da polpa ao ambiente oral.

O movimento dos dentes é constante, o que torna difícil a imobilização

As opções de tratamento são escolhidas por

- Onde está localizada a linha de fissura
- O segmento restante do comprimento da raiz
- Existência ou ausência do segmento coronal
- As fracturas do terço cervical têm maior probabilidade de cicatrizar com tecido calcificado

CAPÍTULO-9

FRACTURA ALVEOLAR

A peça óssea danificada e móvel que aloja o dente ou dentes afectados é quebrada.

Sintomas clínicos:[4]

1. Dor na área afetada, especialmente quando se morde ou mastiga.
2. Inchaço e hematoma das gengivas e dos tecidos circundantes.
3. Mobilidade ou afrouxamento dos dentes afectados.
4. Dificuldade ou desconforto ao abrir ou fechar a boca.
5. Hemorragia das gengivas ou à volta dos dentes.
6. Sensibilidade a alimentos e bebidas quentes ou frios.
7. Em casos graves, deformidade visível ou desalinhamento da mandíbula ou dos dentes.

Fases da avaliação radiográfica :

1. Avaliação inicial: São tiradas radiografias para avaliar a localização e a extensão da fratura. Isto ajuda a determinar a abordagem de tratamento adequada.
2. Classificação: A fratura é classificada com base na sua localização, gravidade e envolvimento das estruturas circundantes, como os dentes ou os ossos adjacentes.
3. Planeamento do tratamento: As radiografias ajudam a planear o tratamento cirúrgico ou não cirúrgico da fratura, tendo em conta factores como a estabilidade, o alinhamento e as potenciais complicações.
4. Avaliação de acompanhamento: São realizadas avaliações radiográficas periódicas durante o processo de cicatrização para monitorizar o progresso da cicatrização óssea e assegurar o alinhamento e a função adequados dos dentes afectados.[78]

Fases da fratura alveolar:

1. Fase aguda: Imediatamente após a lesão, caracterizada por dor, inchaço e hemorragia. As radiografias revelam a extensão da fratura e quaisquer danos associados.
2. Fase de cicatrização: Começa quando o corpo inicia o processo de reparação, com a formação de tecido caloso e o realinhamento gradual dos segmentos fracturados. As radiografias mostram os primeiros sinais de regeneração óssea e estabilização do local da fratura.
3. Fase de consolidação: A remodelação óssea continua, levando a um aumento da força e estabilidade do osso alveolar. As radiografias demonstram a integração progressiva dos segmentos fracturados e a restauração da arquitetura óssea normal.

4. Fase de Remodelação: Processo a longo prazo em que o osso sofre remodelação e maturação adicionais para se adaptar às exigências funcionais. A avaliação radiográfica mostra a cicatrização e remodelação completas do osso alveolar, com a restauração da anatomia e função normais.[111]

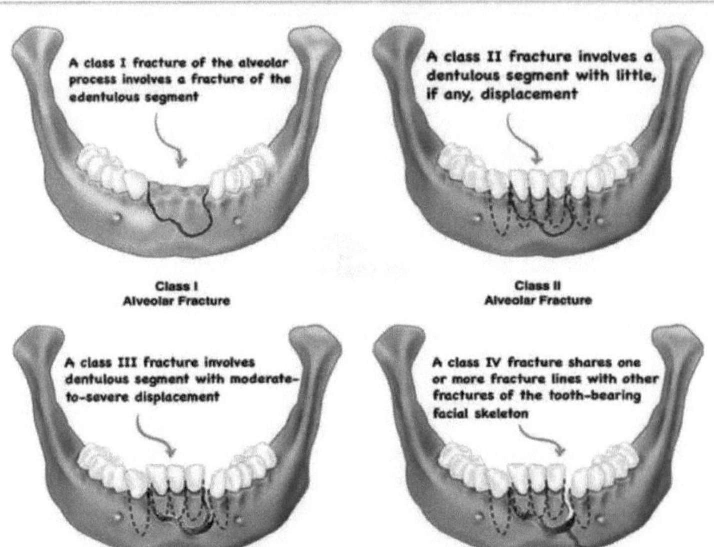

FIGURA 9.1: CLASSIFICAÇÃO DA FRACTURA ALVEOLAR

Diretrizes para a fratura alveolar nos dentes permanentes[10]

	FRACTURA ALVEOLAR
Definição	A peça óssea danificada e móvel que aloja o dente ou dentes afectados está partida
Achados clínicos	Desde o osso marginal até à raiz apical, as linhas de fratura podem aparecer em qualquer nível. Se mais do que um alvéolo for afetado pela fratura, pode haver movimento segmentar dos dentes. Devido ao desalinhamento do segmento alveolar quebrado, a interferência oclusal está frequentemente presente. Deslocamento de uma porção do segmento alveolar
Avaliação e resultados de Radiografia	Outras vistas, incluindo uma radiografia panorâmica, podem ser úteis para identificar a direção e a localização da direção da fratura com 3 ângulos e película oclusal. No diagnóstico de fracturas alveolares, particularmente as que envolvem a placa palatina ou ambas as placas corticais, a TCFC pode ser útil.

Diretrizes de tratamento para fracturas alveolares nos dentes permanentes[10]

TRATAMENTO	FRACTURA ALVEOLAR
	Após o realinhamento de quaisquer segmentos deslocados, colocar uma tala flexível nos dentes afectados durante quatro semanas Se houver laceração gengival, suturá-la

Procedimentos para o controlo de dentes permanentes partidos[112]

TEMPO	FRACTURA ALVEOLAR
QUATRO SEMANAS	Remoção da tala, exame radiográfico e clínico
6-8 SEMANAS	Exame radiográfico e clínico
4 MESES	Exame radiográfico e clínico
6 MESES	Exame radiográfico e clínico
1 ANO	Exame radiográfico e clínico
ANUAL PARA 5 ANOS	Exame radiográfico e clínico

CAPÍTULO-10

LESÕES POR LUXAÇÃO

São inúmeras as lesões de luxação que podem resultar de um acidente, dependendo da direção em que este ocorreu. Existem cinco tipos distintos de lesões de luxação que podem ser identificadas do ponto de vista terapêutico, anatómico e prognóstico.[4]

CONCUSSÃO: uma lesão nas estruturas circundantes dos dentes que não apresenta afrouxamento ou movimento anormal, mas que responde visivelmente à percussão[113].

SUBLUXAÇÃO (AFROUXAMENTO): Um dano nos componentes circundantes do dente que resulta num afrouxamento aberrante, mas que não mostra clínica ou radiograficamente que o dente se moveu.

EXTRUSÃO E LUXAÇÃO (MOVIMENTO EXTERNO, AVULSÃO INCOMPLETA DO DENTE): Movimento incompleto do dente que permanece dentro do alvéolo, mas se move parcialmente ao longo do seu eixo. Um exame radiográfico mostra consistentemente um espaço estreito do ligamento periodontal. [113]

LUXAÇÃO LATERAL: Deslocamento excêntrico do dente (em oposição ao deslocamento axial). A cominuição ou fratura do alvéolo ocorre em simultâneo com esta situação. A avaliação radiográfica pode ou não mostrar evidência de aumento da largura do espaço do ligamento periodontal.

LUXAÇÃO INTRUSIVA DO DENTE (LUXAÇÃO CENTRAL): Implantação mais profunda dos dentes no osso alveolar. Este dano coexiste com uma fratura ou cominuição do alvéolo alveolar[113].

O eixo do dente é seguido pela direção do deslocamento. Um exame radiográfico pode mostrar um espaço periodontal ausente ou reduzido, para além da deslocação do dente.[114] Uma deslocação apical da junção cemento-esmalte do dente afetado é visível na dentição adulta.

A luxação extrusiva difere da luxação intrusiva principalmente pelo facto de o ápice desta última ser empurrado para fora do seu alvéolo, em vez de atravessar o alvéolo ósseo alveolar, como acontece na luxação intrusiva.

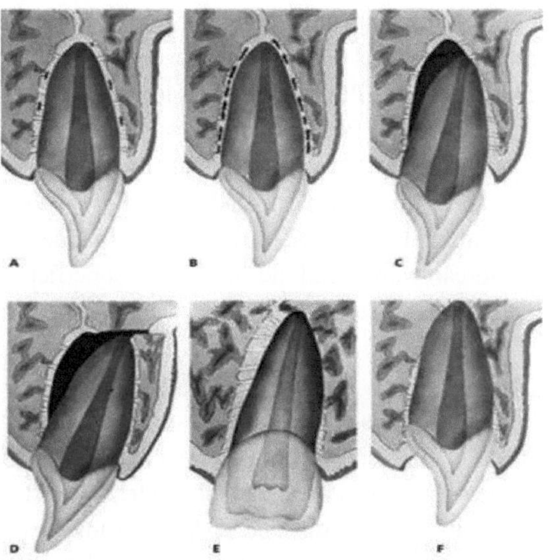

Figura 10.1 Lesões nos tecidos periodontais.[115] A. Concussão. B. Subluxação. C. Luxação extrusiva. D e E. Luxação lateral. F. Luxação intrusiva

RESULTADOS MÉDICOS

As luxações dentárias são raras na mandíbula e geralmente afectam a região do incisivo central maxilar, tanto nos dentes jovens como nos permanentes.

A incidência e o padrão das lesões alteram-se à medida que as pessoas envelhecem. A maioria dos traumatismos na dentição jovem são incursões e extrusões; esta observação pode estar relacionada com a grande resiliência do osso alveolar nesta idade. Por outro lado, a frequência de lesões por luxação intrusiva na dentição permanente é significativamente menor e é tipicamente observada em pacientes mais jovens. Na maioria das vezes, dois ou mais dentes luxam ao mesmo tempo, e muitas dessas luxações incluem fraturas concomitantes da coroa ou da raiz.[116]

ACHADOS RADIOGRÁFICOS

Uma vez que a radiografia pode revelar pequenas luxações, é um complemento valioso para os exames clínicos. Foi demonstrado através da experimentação que a utilização da técnica de bissecção de ângulos reduz o erro no registo radiográfico da distância da luxação.

CURA E PATOLOGIA[117]

A maioria das luxações representa um traumatismo combinado dos tecidos pulpares e periodontais.

SUBLUXAÇÃO/CONCUSSÃO

Edema, hemorragia e, ocasionalmente, laceração das matrizes PDL são as caraterísticas comuns. É possível que o suprimento neurovascular da polpa ainda esteja intacto. Após trauma, o PDL Shour foi caracterizado por edema, morte celular, hemorragia e fibras do PDL esticadas, rasgadas ou comprimidas. Após um dia, o PDL apresentava áreas sem células rodeadas por uma zona de inflamação. Um dia após o trauma, a atividade osteoclástica tinha começado no alvéolo ósseo. Esta atingiu a superfície da raiz ao fim de uma semana. As cavidades de reabsorção superficial ao longo da superfície da raiz foram reparadas depois de a atividade de reabsorção ter sido interrompida após dez dias.

LUXAÇÃO EXTRUSIVA

Uma rutura total dos ligamentos periodontais e dos suprimentos neurovasculares da polpa são marcas de alterações imediatas. Nos macacos, a divisão no PDL, que é frequentemente observada a meio caminho entre a superfície radicular e o osso, preenche-se com um tecido que é principalmente constituído por fibroblastos jovens e células endoteliais ao fim de três dias. Zonas sem células em algumas regiões denotam tecido infractado. Os filamentos de colagénio que acabaram de ser produzidos são visíveis após duas semanas. Três semanas depois, o PDL tem um aspeto normal.

LUXAÇÃO LATERAL

Trata-se de uma lesão complicada que inclui a fratura da parede do alvéolo, o corte do fornecimento neurovascular da polpa, a rutura e a compressão das fibras do PDL.

LUXAÇÃO INTRUSIVA

Nos macacos, um grande traumatismo por esmagamento dos ligamentos periodontais e do alvéolo alveolar, bem como uma rutura do suprimento neurovascular pupal, parecem ser a primeira resposta à intrusão.

As abordagens terapêuticas diferem significativamente consoante o tipo de lesão dos tecidos de suporte dos dentes e entre cefaleias primárias e persistentes.

Deve-se ter em mente que operações como o reposicionamento e talvez até mesmo a imobilização podem causar danos adicionais.[118]

Tabela 10.1 Prevalência de necrose pulpar de acordo com o tipo de luxação dos dentes permanentes[119]. De ANDREASEN & VESTERGAARD PEDERSEN 1985

Tipo de luxação	N.º de dentes	Necrose da polpa
Concussão	178	5(3%)
Subluxação	223	14 (6%)
Luxação extrusiva	53	14 (26%)
Luxação lateral	122	71 (58%)
Luxação intrusiva	61	52 (85%)

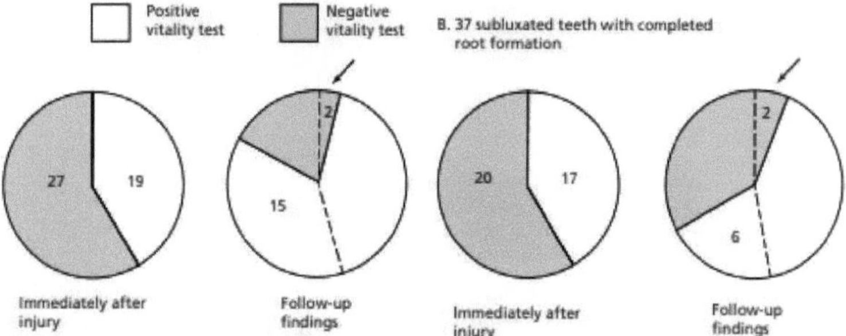

Figura 10.3 Diagramas que ilustram as reacções de sensibilidade electrométrica após subluxação de dentes permanentes [120]. Segundo skieller 1960.

ALTERAÇÕES NA COR DA COROA

O fenómeno da mudança de cor após um traumatismo é amplamente reconhecido. Estas alterações podem incluir uma descoloração de cor rosa, azulada ou cinzenta ou uma falta de translucidez.

As veias de paredes finas podem ficar ocluídas ou cortadas por uma lesão que não foi suficientemente grave para romper as artérias que fluem através do forame apical. Como resultado, o sangue continua a ser bombeado para dentro do canal, o que leva à hemorragia pulpar e depois à difusão para os tecidos dentários duros. Outra teoria tem sido a de que a oclusão induzida por trauma ou a rutura das veias apicais causam isquemia, que por sua vez faz com que os capilares se rompam e permitam que os glóbulos vermelhos escapem para o tecido pulpar. Os vasos apicais são imediatamente cortados em casos de deslocação do dente (como luxação intrusiva ou extrusiva), impedindo a fuga de sangue para o tecido pulpar e não causando descoloração rápida.

Figura 10.4 Alterações de cor após lesões de luxação na dentição permanente [121,122]

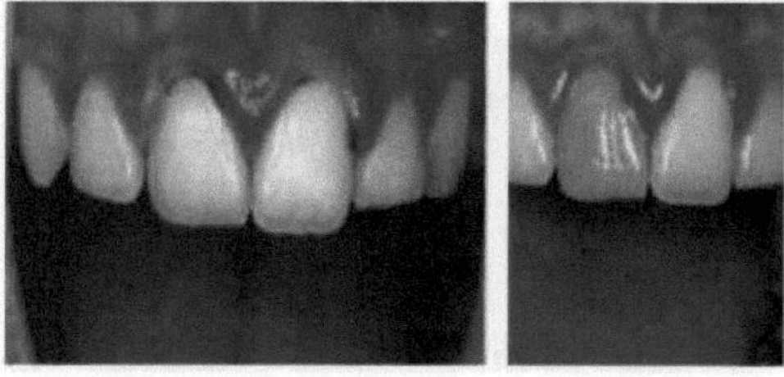

Descoloração cinzenta 3 meses após luxação lateral de um incisivo central direito

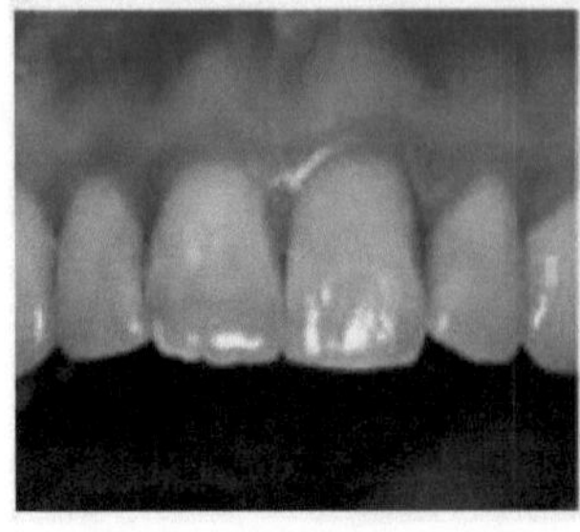
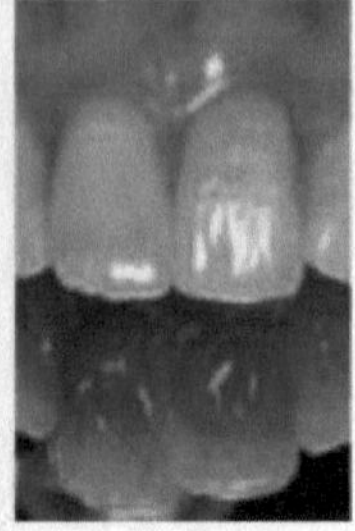

A cor do incisivo central esquerdo é quase normal quando o feixe de luz é perpendicular ao longo eixo do dente. Apenas a superfície palatina está descolorida, enquanto a superfície vestibular do dente parece normal.

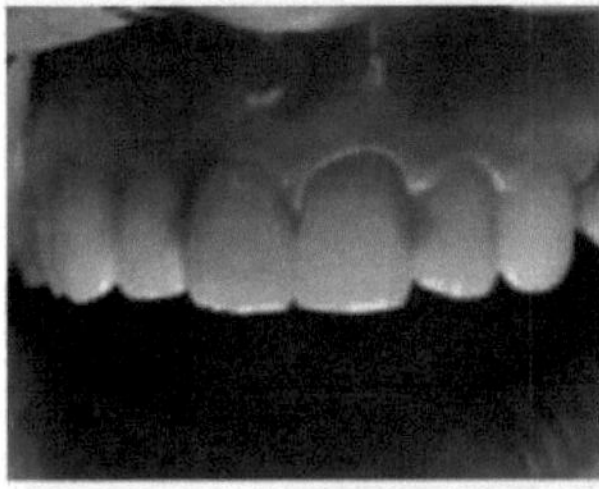
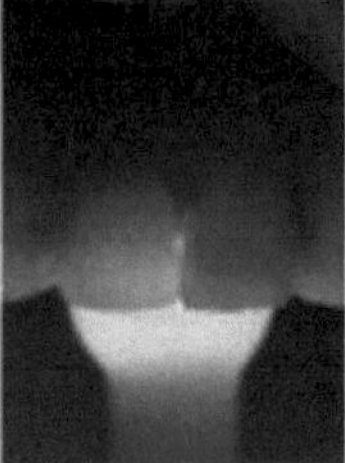

Uma mudança de cor para cinzento aparece quando o feixe de luz é paralelo ao eixo longo do mesmo dente, como mostrado acima.

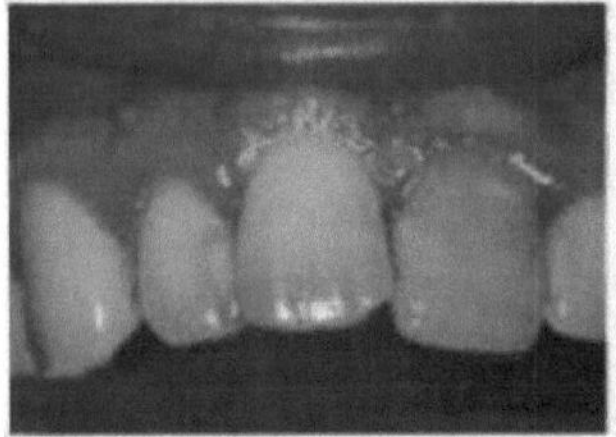
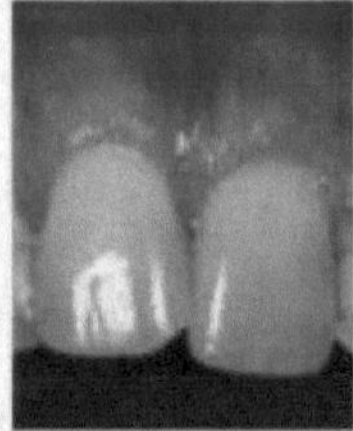

Reversibilidade da descoloração cinzenta

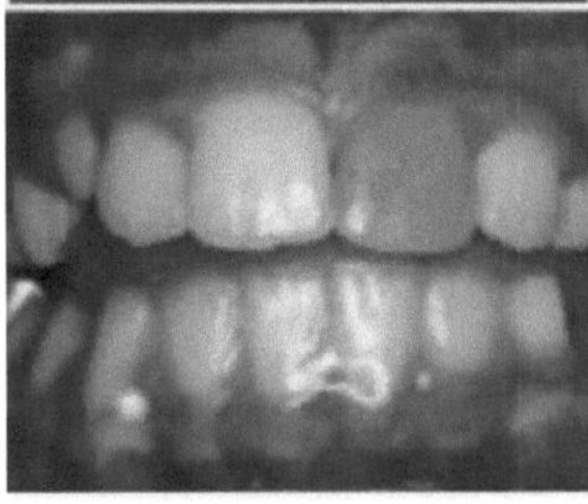
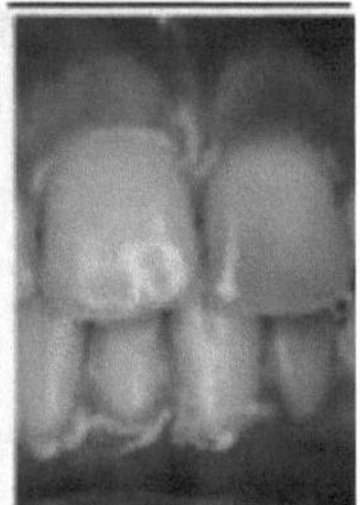

Reversibilidade da descoloração vermelha: o estado clínico é apresentado 11 dias após a lesão e no seguimento de 5 anos.

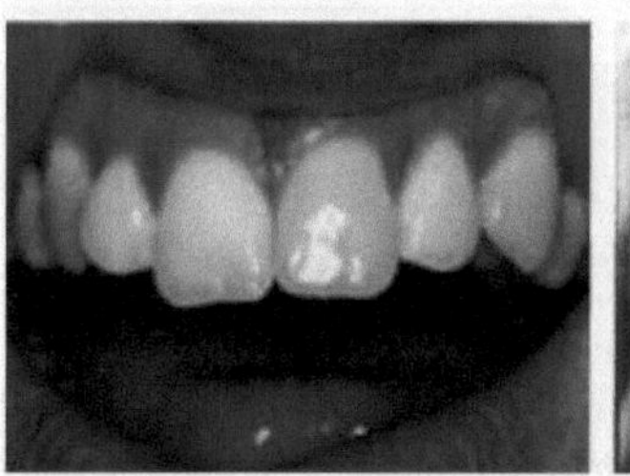
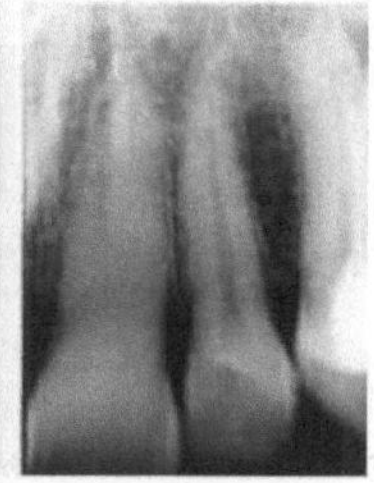

Descoloração coronal amarela acentuada observada 10 anos após a luxação

Protocolos para Concussão, Subluxação e Luxação da Dentição Permanente[113]

	CONCUSSÃO	SUBLUXAÇÃO	EXTRUSIVO LUXAÇÃO DOS DENTES	LATERAL LUXAÇÃO DOS DENTES	INTRUSIVO LUXAÇÃO DOS DENTES
Definição	O dente ficará sensívelao pressão ou toque, mas não se move ou move-se de forma anormal.	Terno ao toque e/ou pressão, o dente é móvel mas não se desloca.	movimento dentário, quer incisal quer para fora.	deslocamento do dente em qualquer lateral orientação diferente de axial; tipicamente associada a uma fratura do osso cortical da face	Movimento dos dentes em direção à zona apical do osso alveolar
Avaliação clínica	Os testes de vitalidade e sensibilidade vão provavelmente dar positivo Sensível à percussão Mobilidade normal	Primeiros resultados negativos de os testes de sensibilidade podem indicar lesão pulpar temporária Os testes de vitalidade vão provavelmente dar positivo Sensível para percussão Pode estar presente hemorragia no sulco gengival	O dente é altamente móvel e tem uma aparência alargada É provável que os testes de vitalidade e sensibilidade dêem resultados negativos Sensível para percussão Dente aparece alongado	Dente parece preso ou imóvel Pode ser possível sentir um alveolar fratura de processo É provável que os testes de vitalidade e sensibilidade dêem resultados negativos Sensível para percussão A percussão produz um ruído metálico agudo (anquilótico)	O dente parece bloqueado, imóvel e parcial ou totalmente infra-ocluído Pode ser possível sentir uma fratura do processo alveolar Testes para vitalidade e sensibilidade são susceptíveis de produzir resultados negativos Sensível à

					percussão.
Avaliação e resultados da radiografia	O exame de CBCT deve ser considerado se presente e em função da gravidade da lesão 2 radiografias apicais do lado distal e do lado mesial	Não são esperadas anomalias radiográficas Se disponível e dependendo da gravidade da lesão, a CBCT deveser considerado	O espaço PDL parece alargado nas radiografias oclusais e em duas radiografias apicais das regiões mesial e distal CBCT mostra aumentado Periodontal espaço do ligamento e confirma o alvéolo	Duas radiografias periapicais e uma oclusal da região mesial e distal regiões. PDL o espaço parece ser maior	A lateral a radiografia deveser considerado para avaliar a penetração no nasal cárie se o dente for completamente invadido

para remover movimento Não radiografias são previstas anomalias	2 radiografias apicais da mesial e da distal para excluir movimentos	integridade, principalmente na direção sagital e coronal	CBCT: principalmente em sagital e direcções coronais, há indicação de espaço PDL alargado, bem como de fratura alveolar	Duas radiografias periapicais, uma oclusal e uma radiografia distal A JCE está presente mais apicalmente do que os dentes adjacentes não traumatizados A área PDL pode não presente de toda e área da parte radical

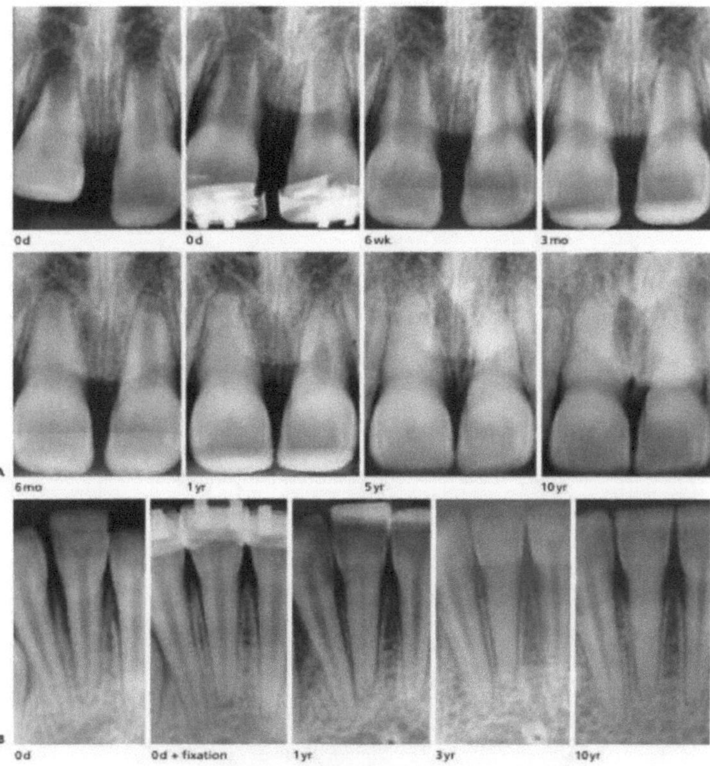

Figura 10.5 A. Ilustração radiográfica dos vários estágios da obliteração do canal pulpar (pco). Luxação extrusiva do incisivo central superior direito e avulsão do incisivo central superior esquerdo num rapaz de 6 anos de idade. O início do pco é observado 6 meses após a lesão. O pco total do incisivo direito e o pco parcial do incisivo esquerdo são encontrados 1 ano após a lesão. B. Demonstração radiográfica das várias fases do pco. Luxação lateral de um incisivo central mandibular direito num rapaz de 10 anos . Observa-se um pco parcial 1 ano após a lesão e um pco total após 5 anos.[123] De andreasen et al.1987.

Protocolos de tratamento para lesões de luxação nos dentes permanentes

IMEDIATO E TRATAMENTO	CONCUSSION	SUBLUXAÇÃO	EXTRUSIVO LUXAÇÃO	LATERAL LUXAÇÃO	INTRUSIVO LUXAÇÃO
Terapia não necessária	Se necessário, utilizar uma tala flexível para estabilizar o dente durante duas semanas (até 0,016" ou 0,4 mm)	Para tratar a laceração gengival, especialmente na região cervical, suture-a Enxaguar a zona afetada com soro fisiológico. Recolocar suavemente o dente na cavidade bucal	Utilizar soro fisiológico para enxaguar o região afetada Colocar o dente no lugar utilizando pinça ou uma ferramenta de reposicionamento digital para o	Devem ser efectuadas radiografias laterais para avaliar a penetração na cavidade nasal se o dente estiver totalmente intruído Duas radiografias periapicais, uma	

		Utilizar uma tala flexível (0,016 ou 0,4 milímetros) para estabilizar o dente durante duas semanas.	libertar do bloqueio ósseo Coser para cima laceração gengival, especialmente se for na região cervical Manter a estabilidade do dente. utilizar uma tala flexível (0,016 ou 0,4 milímetros) durante um período de duas semanas Se houver uma deslocação significativa, colocar uma tala durante 4 semanas	oclusal e uma radiografia distal A JCE apresenta-se mais para a zona apical do que dentes circundantes, não traumáticos PDL espaço pode estar ausente na totalidade ou em parte da parte radical

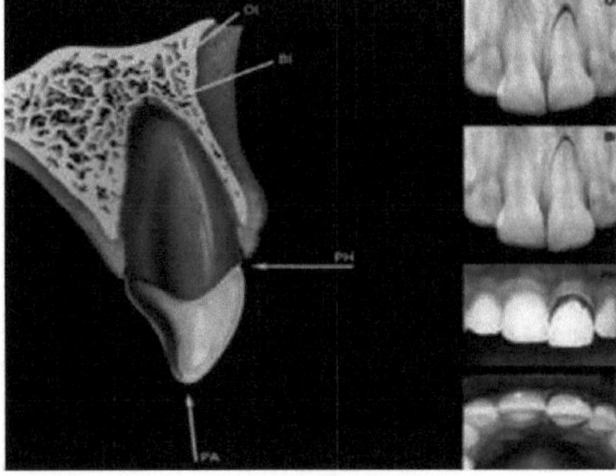

Figura 10.6 Caraterísticas clínicas e radiográficas da luxação extrusiva. A técnica radiográfica periapical de ângulo bissectante padrão é mais útil do que uma exposição oclusal íngreme para revelar a deslocação axial.[115] De ANDREASEN & ANDREASEN 1985.

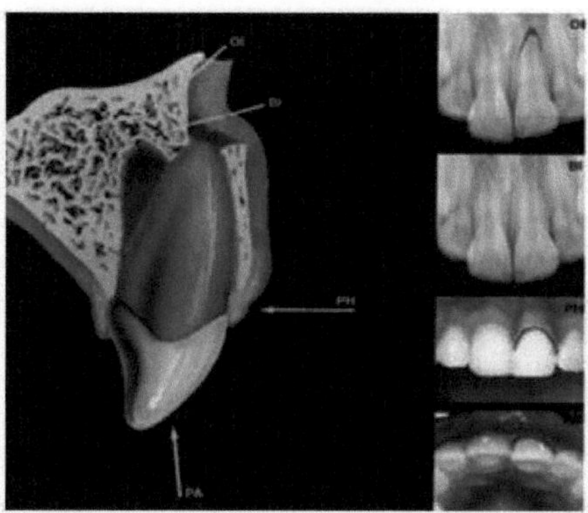

Figura 10.7 Caraterísticas clínicas e radiográficas da luxação lateral. A exposição radiográfica oclusal íngreme ou uma exposição periapical excêntrica em ângulo de bissecção são mais úteis do que uma técnica de bissecção ortorradial para revelar a deslocação lateral.[115] De ANDREASEN & ANDREASEN (1985)

ENDODONT IC TRATAMENTOS T E CONSIDERAR AÇÕES	CONCUSSÃO N	SUBLUXAÇÃO	EXTRUSIVO DENTES LUXAÇÃO	LATERAL DENTES LUXAÇÃO	INTRUSIVO DENTES LUXAÇÃO
	Rastreio polpa reação, a menos que conclusivo avaliação de o pulpar o tecido pode ser obtido.	De forma incompleta dentes enraizados: - Pagamento especial atenção à pasta vida - Apexificação ou pulpares tecidos revascularização devem ser tidos em conta consideração se existe polpa necrose	De forma incompleta dentes enraizados - Pagamento especial atenção à pasta vida - Apexificação ou polpa revascularização n terapia deve ser tomado em mente se houver necrose pulpar	Dentes esses raiz completa não é formado: -Verificar cuidadosamente para vitalidade da pasta -Se polpa necrose ocorre, a polpa revascularização sobre e a apexificação deve	De forma incompleta dente formado deveser constantemente monitorizado para vitalidade da polpa, e se houver polpa necrose, apexificação ou polpa revascularização n deve ser consideração Dentes com

		Dentes em que o as raízes estão completamente formado A necrose pulpar é mais consequências Se um diagnóstico for feito, canal radicular terapia recomendado	Dentes em que a raiz tem completamente formado: A necrose pulpar é a frequentes consequência Se um diagnóstico for feito, endodôntico terapia é recomendado	considerado Dentes esses raiz completa são formados: Necrose pulpar é o mais típico questão Se identificado, endodôntico tratamento é aconselhado	raízes formadas: -2 semanas seguindo o lesão, canal radicular terapia deve ser iniciado porque a polpa provavelmente tornam-se necróticas. - Para um máximo de quatro semanas seguintes lavagem e desinfeção, é aconselhada uma ligadura temporária com CH.

Diagnóstico diferencial de lesões por concussão, subluxação e luxação de dentes permanentes

	CONCUSSÃO	SUBLUXAÇÃO	LUXAÇÃO EXTRUSIVA LATERAL INTRUSIVA
PERCUSSÃO	sim	sim	sim
MOBILIDADE	não	sim	sim
DESLOCAMENTO	não	não	sim

Procedimentos de acompanhamento da dentição permanente luxada

TEMPO	CONCUSSÃO/SUBLUXAÇÃO	EXTRUSÃO	LATERAL LUXAÇÃO	INTRUSÃO
2WEKS	Remoção da tala (se aplicável) para	Retirada da tala	Análise radiográfica e	Radiográfica e clínicos

	subluxação) radiográfica e avaliação clínica	radiografias e análises clínicas	clínica	avaliação
4 SEMANAS	Avaliação radiográfica e terapêutica	raios Xe análise terapêutica	raios Xe análise terapêutica	raios Xe análise terapêutica
[6-8И [SEMANAS	raios Xe avaliação terapêutica	raios Xe avaliação terapêutica	raios Xe avaliação terapêutica	raios Xe avaliação terapêutica
[MESES	raios Xe avaliação terapêutica	raios Xe avaliação terapêutica	raios Xe avaliação terapêutica	raios Xe avaliação terapêutica
mEAR	raios Xe avaliação terapêutica	raios Xe avaliação terapêutica	raios Xe avaliação terapêutica	raios Xe avaliação terapêutica
2-5 ANOS	raios Xe terapêutico avaliação anual até 5 anos	raios Xe terapêutica avaliação anual até 5 anos	a radiografias e clínica avaliação anual até 5 anos	raios Xe clínica avaliação anual até 5 anos

Tabela 10.2 Complicações da cicatrização pulpar e periodontal após luxação lateral[119]

	No. of teeth	Age mean (range)	Tooth survival	Pulp necrosis	Root resorption	Loss of marginal bone
Andreasen (11) 1970	23		?	22 (96%)	12 (52%)	11 (48%)
Andreasen & Vestergaard Pedersen (12) 1985	61	(6–67)	?	52 (85%)	40 (66%)	19 (31%)
Jacobsen (13, 14) 1983, 1991	40	8.0 (6–16)	36 (90%)	25 (63%)	?	?
Kinirons & Sutcliffe (15) 1991	29	9.5 (7–12)	20 (69%)	?	11 (38%)	7 (24%)
Ebeseleder et al. (16) 2000	58	11.1 (6–16)	55 (95%)	36 (64%)	18 (31%)	20 (34%)
Al-Badri et al. (17) 2002	61	9.3 (7.1–14)	48 (79%)	?	36 (59%)	?
Humphrey et al (18) 2003	31	9.3 (6–18)	26 (83%)	14 (45%)	25 (80%)	12 (39%)
Chaushu et al. (19) 2004*	31	8–11	28 (90%)	26 (83%)	13 (41%)	2 (6%)
Andreasen et al. (20) 2005	140	15.6 (6–67)	112 (80%)	124 (88%)	67 (48%)	45 (32%)

* Including 22 case reports from the literature and all treated by orthodontic extrusion.

Author	Stage of root development	No. of teeth	Pulp necrosis	Pulp canal obliteration	Pulp survival	Root resorption	Marginal breakdown
Andreasen & Vestergaard Petersen (2) 1985, Andreasen (3) 1995	Open apex	34	3 (9%)	20 (61%)	10 (30%)	4 (12%)	3 (6%)**
	Closed apex	20	11 (55%)	4 (20%)	15 (25%)	4 (20%)	
Lee et al. (6)* 2003	Open + closed apex	54	23 (42%)	19 (35%)	12 (23%)	3 (6%)	?

* Only children and adolescents.

** Open and closed apices.

Tabela 10.3 Complicações da cicatrização pulpar e periodontal após luxação extrusiva [119]

Author	Stage of root development	No. of teeth	Pulp necrosis	Pulp canal obliteration	Pulp survival	Root resorption	Marginal breakdown
Andreasen & Vestergaard Petersen (2) 1985, Andreasen (3) 1995	Open apex	34	3 (9%)	24 (71%)	7 (20%)	3 (9%)	9 (7%)**
	Closed apex	88	68 (77%)	10 (11%)	10 (11%)	34 (39%)	
Nikoui et al. (5)* 2003	Open + closed apex	58	23 (40%)	23 (40%)	12 (20%)	?	?

* Only children and adolescents.

** Open and closed apices.

Tabela 10.4 Estudos clínicos sobre o prognóstico da intrusão de dentes permanentes[124].

CAPÍTULO-11

AVULSÃO

O termo "avulsão" refere-se ao deslocamento completo de um dente do seu alvéolo (exarticulação, luxação total).

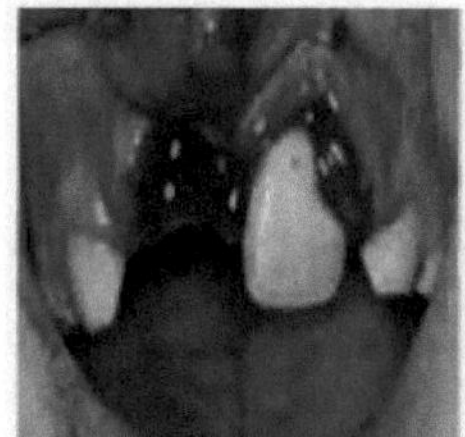
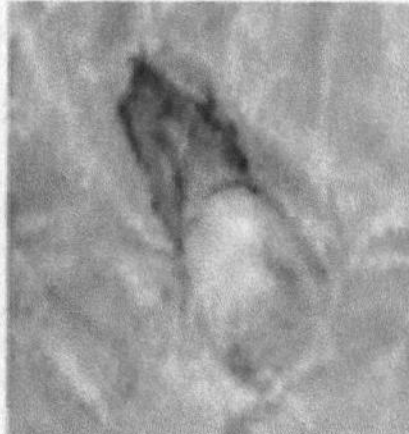

Figura 11.1 Incisivo central avulsionado num rapaz de 7 anos de idade. O dente foi embrulhado em papel durante 60 minutos[125]

ACHADOS CLÍNICOS

O maxilar inferior raramente é afetado pela avulsão, sendo o incisivo central superior o dente mais comummente danificado. Quando os incisivos permanentes estão em erupção, entre os 7 e 9 anos de idade, as crianças experimentam a maior frequência de avulsão dentária[125]. O osso pouco mineralizado e o ligamento periodontal frouxo que circunda os dentes em erupção nessa idade oferecem muito pouca resistência a uma força extrusiva. As avulsões geralmente afetam um único dente; no entanto, podem ocasionalmente afetar vários dentes.

As avulsões estão frequentemente associadas a outras formas de lesões, sendo as mais comuns as lesões labiais e as avulsões da parede do alvéolo.

A condição do sistema de fixação do dente avulsionado é crucial para decidir se o dente deve ser substituído. Um excelente indicador seria a existência de cálculo ou descoloração na superfície da raiz. Além disso, a contaminação da superfície do dente deve ser registada, uma vez que pode ter um impacto [126].

ACHADOS RADIOGRÁFICOS

As radiografias só devem ser obtidas nos casos em que o dente avulsionado é descoberto e um exame clínico levanta a possibilidade de uma fratura óssea. Além disso, se o dente "avulsionado" não for descoberto, recomenda-se um exame radiográfico porque o alvéolo pode ainda ter uma raiz fracturada.

CURA E PATOLOGIA

As reações pulpares e periodontais são duas categorias da fisiopatologia do reimplante dentário. A fase extra-alveolar e o manuseamento extra-alveolar têm um papel crucial na determinação dos processos de cicatrização dos tecidos pulpares e da PDL, que sofrem lesões extensas durante este período. Dente anterior avulsionado num homem de 7 anos de idade. Os dentes devem ser embrulhados em papel durante 60 minutos.[127]

Mecanismo de Avulsão

A avulsão de pactos frontais resulta em lesões pulpares e nos ligamentos periodontais. O destino da polpa e do PDL após o reimplante é determinado pelo tempo e ambiente extra-orais.

REACÇÕES PULPARES[128]

Existem várias respostas polpa-dentinária distintas que podem ocorrer após o reimplante imediato e são classificadas da seguinte forma

Túbulos dentinários reparadores regulares

Dentina reparadora irregular com estrutura mínima de túbulos

Dentina reparadora irregular com diminuição de células encapsuladas

O osso imaturo é irregular

O osso normal é lamelar

Reabsorção dentária interna

Necrose da polpa

Epidemiologia[129]

O grupo etário dos 7 aos 11 anos é o que apresenta maior prevalência de traumatismo dos tecidos dentários, com um rácio de 2:1 entre homens e mulheres. Em comparação com os dentes temporários, os dentes permanentes sofrem maiores danos (percentagem de 60-40). Num estudo com oitocentas crianças com idades compreendidas entre os onze e os treze anos, descobriu-se que um pouco mais de metade tinha sofrido traumatismo dentário nos dentes anteriores permanentes, sendo que 10% dos participantes não se recordavam de qualquer traumatismo anterior. Um estudo que incluiu 1298 pacientes com traumatismos tratados numa sala de emergência mostrou que 24% dos pacientes tinham lesões nos tecidos dentários, sendo as avulsões dentárias responsáveis por dois terços desses casos.

As causas mais frequentes de traumatismo dos tecidos dentários são as quedas, que são acompanhadas de agressões, desportos de contacto total e acidentes de bicicleta. De acordo com Bemelmans, pelo menos 32% dos atletas que praticam desportos de contacto total sofreram lesões dentárias. Os desportos com maior risco de lesões dentárias são as artes marciais, a patinagem, o hóquei no gelo, o futebol, o lacrosse e o râguebi. Os protectores bucais reduziram a frequência dos traumatismos orais; os capacetes não. Quando uma criança mais nova tem um traumatismo dentário, deve suspeitar-se sempre de abuso.[130]

Fisiopatologia

O tecido mole que liga a área cementária, que inclui o radicular do dente, ao osso alveolar circundante é conhecido como ligamento periodontal (LPD). As fibras periodontais podem romper-se em resposta a um impacto externo num dente, o que pode fazer com que o dente se desloque parcial ou completamente para fora do seu alvéolo[131]. Os incisivos laterais superiores e o incisivo frontal são os dentes mais impactados. A céu aberto, as fibras do ligamento periodontal podem secar rapidamente. Os danos nas fibras do ligamento periodontal podem resultar na reabsorção da raiz óssea, mesmo num dente que tenha sido reimplantado. O dente cairá e a coroa partir-se-á devido à reabsorção da raiz.

Histopatologia[132]

No dente avulsionado, as células PDL sobrevivem na área radicular, mas as fibras do ligamento são cortadas. A razão para o dano cementário pequeno e localizado é geralmente a fricção da raiz contra o alvéolo alveolar.

Historial e exame físico

A avulsão dentária pode ser identificada por uma história de traumatismo dentário, e o método de lesão pode indicar outras lesões. A duração da avulsão do , o tipo de meio de armazenamento utilizado para o dente e se o dente é jovem ou permanente devem ser incluídos no historial. Todos os dentes jovens de um paciente devem ser substituídos por dentes permanentes até aos 14 anos de idade.

Durante um exame físico, a cavidade do dente é verificada quanto a objectos estranhos e segmentos dentários, que podem impedir a restauração dos dentes. Além disso, as estruturas circundantes são examinadas para detetar outros traumas, como lacerações, contusões da gengiva e fratura óssea. É importante excluir a aspiração, a colocação gastrointestinal e a intrusão se um dente suspeito de ter uma avulsão não for detectado.

TRATAMENTO / GESTÃO

O tratamento preferido é o transplante, embora nem sempre seja viável. Para melhorar a sobrevivência do dente, uma estratégia de tratamento organizada e uma gestão adequada de um dente que é avulsionado durante os primeiros 30 minutos são cruciais.[133] O objetivo inicial do tratamento é manter o dente vivo, ou mantê-lo na sua cavidade alveolar, para evitar que o osso alveolar cresça demasiado lentamente. Isto será necessário aquando da colocação de um implante dentário mais tarde.

Figura 11.2 Reimplantação de um dente com formação radicular completa[134]

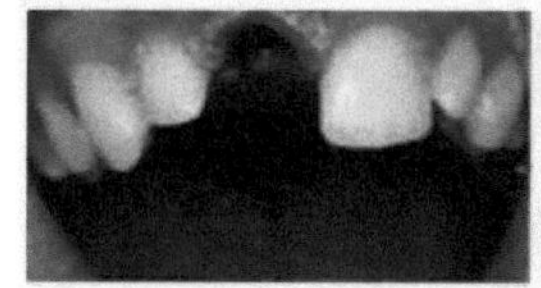

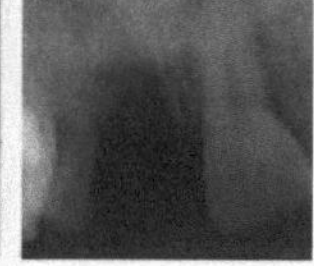

O exame radiográfico não mostra sinais de fratura ou contusão do alvéolo. O dente foi retirado imediatamente após a lesão e mantido húmido na cavidade oral. O incisivo avulsionado foi colocado em soro fisiológico

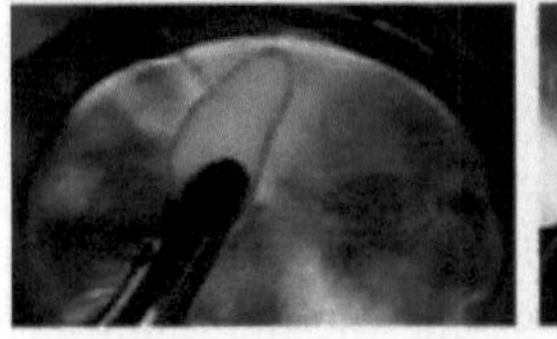
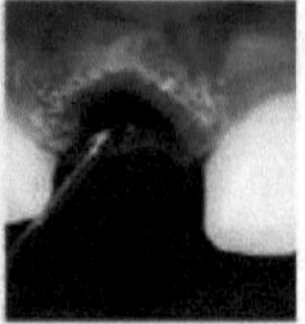

O dente é então lavado com uma corrente de soro fisiológico até que todos os sinais visíveis de contaminação tenham sido removidos.

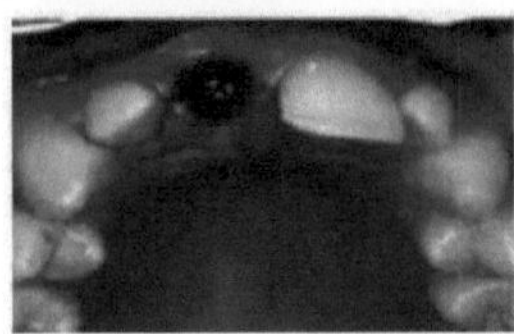
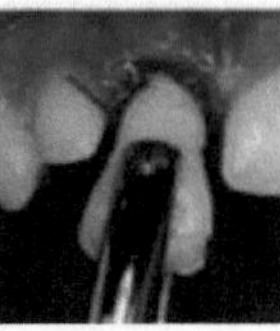

O reimplante é efectuado com uma ligeira pressão dos dedos.

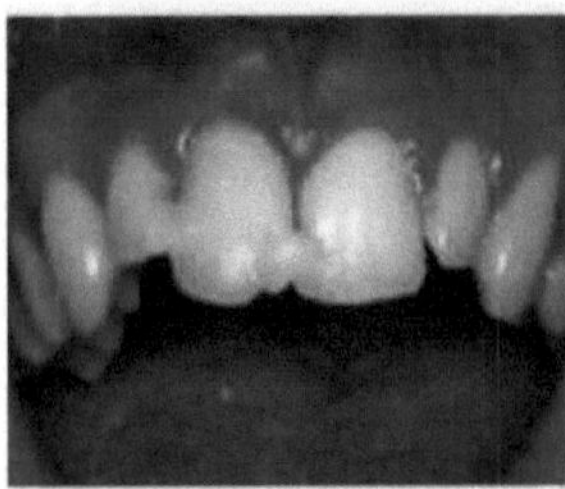

É aplicada uma tala. Deve ser instituída uma terapia antibiótica.

OS PASSOS PRÉ-REPLANTAÇÃO

Suportes para armazenamento

Para retardar a morte das células na raiz do ligamento periodontal, o dente avulsionado deve ser armazenado numa solução isotónica, como leite, soro fisiológico ou saliva. No entanto, a morte dos tecidos do ligamento periodontal não pode ser evitada, e o dente só pode ser temporariamente, mas eficazmente, gerido antes da reimplantação, sendo armazenado numa solução. A restauração do dente após um breve período de tempo numa solução isotónica tem demonstrado resultados de cicatrização que são iguais ou melhores do que a substituição imediata do dente. Por ser facilmente acessível, ter um pH adequado, uma osmolaridade normal e ser rico em nutrientes e factores de crescimento, o leite é a solução mais utilizada e aconselhada para armazenamento. É importante lembrar que a baixa osmolaridade da água consumida pode prejudicar a PDL.[135]

Tratamento anti-reabsorção

Consiste em mergulhar o dente extraído numa solução de armazenamento infundida com antibiótico. Pensa-se que a terapia anti-reabsorção pode travar a inflamação provocada pela contaminação microbiana e pelas células necróticas.[136] Foram propostos vários regimes, um dos quais consiste em armazenar uma solução contendo 800 microgramas de doxiciclina e 640 microgramas de dexametasona durante 20 minutos.[135] Se um coágulo sanguíneo estiver a bloquear o alvéolo, este deve ser cuidadosamente aspirado e, entretanto, irrigado suavemente com soro fisiológico a 0,9%.

Reimplantação de dentes[137]

Depois de o dente ter sido recolocado no seu alvéolo com uma pressão firme, deve ser ajustado anatomicamente. Se o tempo de secagem oral externa for inferior a trinta minutos, a maioria dos dentes pode ser transplantada com sucesso; se for superior a sessenta minutos, as células do ligamento periodontal são irrevogavelmente destruídas, diminuindo as hipóteses de sobrevivência do dente.

SEGUINDO OS PROTOCOLOS DE REPLANTAÇÃO

Fissuras[138]

Após a restauração, o dente precisa de ser imobilizado com uma tala semi-rígida (como uma tala de titânio para traumas). Ao imobilizar os dentes restaurados, a tala facilita a restauração da ligação entre o cemento e o alvéolo pelas fibras do ligamento periodontal lesionado. Para todos os traumatismos dentários, as recomendações da Associação Internacional de Traumatologia Dentária (IADT) recomendam uma tala flexível. Nos dentes avulsionados, o período de imobilização é de duas semanas; se o dente avulsionado tiver mais de sessenta minutos de tempo seco, é de quatro semanas. Para as fracturas alveolares, não propõem nenhum tipo de tala em particular; no entanto, aconselham a imobilização da secção alveolar durante um período de 4 semanas.

Antibióticos sistémicos

Se o doente tiver uma intolerância, é preferível aconselhar amoxicilina ou doxiciclina durante 5 dias. O regime prevê uma dose inicial de 100 miligramas de doxiciclina no início e 50 miligramas em cada um dos 4 dias seguintes para crianças com menos de 50 kg.

CONSULTA DE ACOMPANHAMENTO

Após duas semanas, a tala deve ser retirada e o dente deve ser examinado radiográfica e clinicamente. A vitalidade da polpa deve ser testada, idealmente através de testes eléctricos ou oximetria de pulso, após a remoção da tala. A mobilidade do dente também deve ser avaliada.

Se o dente não for importante, recomenda-se um procedimento de canal, pois não há hipótese de revascularização. Se a polpa for importante, deve ser efectuada uma radiografia com um suporte personalizado. Nas consultas de acompanhamento de um, três e seis meses, será efectuada uma nova radiografia para controlar a reabsorção. Se não houver mais reabsorção aparente, o paciente é chamado para uma nova consulta anual. Se houver reabsorção, é recomendado um procedimento de canal radicular.[139]

A PDL residual deve ser removida após o período de secagem ter decorrido durante mais de 60 minutos, uma vez que actuará como catalisador da inflamação em curso e acelerará a anquilose e a reabsorção associadas às infecções. O planeamento radicular normal e a destartarização, a gaze, a profilaxia com pedra-pomes ou a imersão do dente em ácido cítrico a 3% durante três minutos podem ser utilizados para remover a PDL remanescente.[140]

Este processo tem de ser seguido por um tratamento com flúor, uma vez que diminui o risco de reabsorção e abranda a anquilose.

A reabsorção da raiz de substituição ou a reabsorção inflamatória do ligamento periodontal podem resultar de uma lesão grave do feixe neurovascular[141]. Os antibióticos e desinfectantes sistémicos durante a reimplantação podem ajudar a prever e potencialmente evitar estes problemas.

As complicações da reabsorção podem necessitar de um canal radicular. A imersão do dente em substâncias como o flúor pode abrandar o processo de reabsorção se o tempo de secagem extra-oral for superior a noventa minutos.

Os dentes que ainda estão a desenvolver-se e que não têm raízes totalmente estabelecidas têm maior probabilidade de sofrer revascularização após um tratamento com doxiciclina. O transplante de dentes decíduos pode prejudicar o germe do dente permanente subjacente, pelo que deve ser evitado.

Prognóstico

Depois de analisar o prognóstico a longo prazo dos dentes avulsionados, o estudo de Karayilmaz et al. chegou à conclusão de que a reimplantação de dentes avulsionados é uma técnica muito eficaz. No entanto, o tempo de secagem tem um impacto significativo no prognóstico a curto e a longo prazo. Num estudo diferente, a ausência de cuidados de acompanhamento foi a razão para a taxa de vitalidade prolongada de 20% do dente plantado de novo que foi avulsionado.

Complicações

Os efeitos adversos mais comuns do transplante de dentes avulsionados são infecções, alteração da cor do dente, fístulas, reabsorção radicular inflamatória, anquilose do alvéolo radicular, periodontite apical, obliteração do canal pulpar (PCO) e necrose pulpar, o que leva finalmente à perda do dente.

Os splints semi-rígidos são menos susceptíveis de causar reabsorção e anquilose do que os rígidos. Os doentes jovens com fase de crescimento facial podem ser particularmente vulneráveis à anquilose, uma vez que o dente pode parecer submerso e as estruturas circundantes continuam a desenvolver-se.

Existe uma grande probabilidade de perda de vitalidade após a avulsão dentária, especialmente se o ápice tiver crescido completamente. Isso pode levar à reabsorção inflamatória da raiz e à necrose pulpar. Se não for diagnosticada, pode levar à periodontite periapical, o que pode piorar o prognóstico[142] e retardar o processo de cicatrização. Várias semanas a meses após o reimplante, a densidade radiográfica na câmara dos tecidos pulpares e do canal sinaliza o início da obliteração do canal pulpar. A necrose pulpar ocorre em 15-25% dos dentes com obliteração dos canais pulpares, apesar de se acreditar ser um corolário da completa revascularização dos feixes neurovasculares danificados.

Tabela 11.1 Resultados a longo prazo da reimplantação de dentes permanentes avulsionados[125]

Examiner	Observation period years (mean)	Age of patients (mean)	No. of teeth	Tooth survival %	PDL healing %	Pulp healing %	Gingival healing %
Lenstrup & Skieller (7, 8) 1957, 1959	0.2–5	5–18	47	57	4	9	
Andreasen & Hjörting-Hansen (6) 1966	0.2–15	6–24	110	54	4	20	95
Ravn & Helbo (69) 1966		5–15	28		4	4	
Gröndahl et al. (187) 1974	2–5		45	69	7	23	67
Cvek et al. (188) 1974	2–6.5	6–17(11)	38			50	
Hörster et al. (128) 1976			38			26	
Kemp et al. (127) 1977	0.1–10	10–15	71	61		30	
Ravn (129) 1977		7–16	20		5	20	
Kock & Ullbro (263) 1982	1–9	7–17	55	65	4	27	
Herforth (264) 1982	1–8(4.5)	7–15	79	51	4	11	
Jacobsen (265) 1986	1–14(5)		59	39	15	29	
Gonda et al. (266) 1990	0.6–6.5	(16)	27	70	15	41	
Mackie & Worthington (267) 1992	1–7	6–14(9)	46	89		46	
Andreasen et al. (199–203) 1994, 1995	0.2–20(5.1)	5–52(13.4)	400	70	8	36	93
Ebeseleder et al. (283) 1998	(2.5)		112	21			
Kinirons et al. (286) 1999		6–16(9.8)	84				
Schatz et al. (285) 1995	(2.9)	6–17	33		27	25	
Kinirons et al. (284) 2000	2.1–13.3(5.1)	7.1–18(10.3)	128			23	

MELHORAR OS RESULTADOS DA EQUIPA DE CUIDADOS DE SAÚDE

As avulsões são um tipo incomum de dano dentário, o que ressalta a necessidade de os especialistas reavaliarem os planos de tratamento regularmente, a fim de melhorar os resultados. Lembrando que o objetivo da terapia é preservar os dentes e o osso, a menos que o desenvolvimento completo da face seja alcançado. É menos comum que os pacientes, os pais e o pessoal médico compreendam a importância do reimplante precoce e dos meios de preservação adequados. O médico de cuidados primários, os profissionais de enfermagem e os dentistas em geral devem informar o público sobre os benefícios e as hipóteses de voltar a plantar o dente, a importância do tratamento imediato e o facto de o leite ou uma solução salina equilibrada ser a melhor solução de conservação.

Protocolos de tratamento para dentes permanentes maduros avulsionados

com
Ápice fechado [139]

DIAGNÓSTICO & SITUAÇÃO CLÍNICA	DENTES TEM JÁ SER REPLANTADO	DURANTE UM MÁXIMO DE 60 MINUTOS, DENTE TEM FORAM MANTIDOS EM MEIO DE ARMAZENAMENTO FISIOLÓGICO (HBSS, SORO FISIOLÓGICO E LEITE)	TEMPO DE SECAGEM EXTRA-ORAL > 60 MINUTOS
TRATAMENTO IMEDIATO	Manter o dente no sítio. água, solução salina ou clorexidina a 0,12% é utilizada para limpar a região afetada. Coser a gengiva	Com soro fisiológico, limpar o forame apical e a superfície radicular do dente segurando-o pela coroa. Aplicar um anestésico local.	Com uma gaze, remover cuidadosamente qualquer necrótico tecido que está ligado à raiz. Fluoretoterapia da zona radicular (2% de sódio)
	laceração, especialmente se for na região do pescoço. Utilizar a radiografia para confirmar que o dente implantado é no seu estado natural lugar.	Utilizar água salgada para irrigar a cavidade. Verificar se existem potenciais fracturas em a tomada e realinhar, se necessário. Colocar suavemente o	solução de fluoreto durante 20 minutos) foi sido recomendado como a formas de reduzir dente ósseo substituto, embora este não deve ser

	Para um a dois semanas, utilizar um flexível tala (0,016 ou 0,4 mm). Se o canal interno corticosteroide medicamento são decididos para utilização como anti-inflamatório, agente anti-clástico, deve ser inserido logo que possível após replantação e mantida no local durante um mínimo de dois semanas.	dente de volta no tempo aplicação luz pressão. Suturar a laceração gengival, especialmente se for na região do pescoço. Utilizar a radiografia para confirmar que o O dente implantado está no seu lugar natural. Para um a dois semanas, utilizar uma tala que é flexível até 0.016 ou 0,4 milímetros.	visto como um requisito. Aplicar local anestésico. Utilizar água salgada para irrigaro tomada. Verificar se existem potencial fracturas no tomada e realinhar se necessário. É possível receber raiz terapia de canal antes ou depois da replantação. Se canal interno corticosteroide
			Os medicamentos são selecionados para serem utilizados como agente anti-inflamatório e

			anti-aglomerante, devendo ser inseridos o mais rapidamente possível após a replantação e mantidos no local durante um mínimo de duas semanas.
AVALIAÇÃO IMAGIOLÓGICA E RADIOGRÁFICA E CONCLUSÕES	Duas secções mesial e periapical distal radiografias. Para verificar o dente reposicionamento e excluir qualquer alveolar osso fracturas, a CBCT deve ser tida em consideração.	Duas secções mesial e distal periapical radiografias. Para verificar o dente reposicionamento e excluir qualquer alveolar osso fracturas, A CBCT deve ser tidaem consideração.	Duas secções mesial e periapical distal radiografias. Para verificar o dente reposicionamento e excluir qualquer fracturas do osso alveolar, a TCFC deve ser tida em consideração.
TRATAMENTO ENDODÔNTICO E CONSIDERAÇÕES	Endodontia a terapia deve início 7-10 dias após a replantação e antes da tala eliminação se endodôntico o tratamento não foi iniciado de	Terapia endodôntica deveria deveria começar 7-10 dias após a replantação e antes da tala eliminação se endodôntico o tratamento não foi iniciado de imediato	Endodontia a terapia deve início 7-10 dias após a replantação e antes da tala eliminação se o tratamento endodôntico não tiver sido

	imediato (ver acima).	(ver acima).	iniciado de imediato (ver acima).
	Aconselha-se a administração de hidróxido de cálcio por via intracanal durante um período máximo de quatro semanas após a obturação de um canal radicular.	É aconselhável fornecer cálcio hidróxido de sódio por via intracanal durante até quatro semanas após a obturação de um canal radicular.	É aconselhável fornecer hidróxido de cálcio por via intracanal durante um período máximo de quatro semanas após a obturação de um canal radicular.
ANTIBIÓTICOS	Prescrever sistémico antibióticos: Os doentes abrangidos pela idade de doze anos deve ser prescrito amoxicilina para sete dias de cada vez dosagem adequada para o seu peso e idade. Doentes com mais de 12 anos são fornecido doxiciclina durante sete dias a uma	Prescrever sistémico antibióticos: Os doentes abrangidos pela idade de doze anos deve ser prescrito amoxicilina para sete dias de cada vez dosagem adequada pelo seu peso e idade. Doentes com mais de 12 anos são fornecido doxiciclina para sete dias para um dosagem adequada para o seu peso e idade	Prescrever sistémico antibióticos: Doentes com a idade de doze anos deve ser prescrito amoxicilina para sete dias de cada vez dosagem adequado para o seu peso e idade. Doentes mais velhos mais de 12 anos são fornecido doxiciclina durante sete dias para uma

	dosagem adequada pelo seu peso e idade. Se o extrato o dente chegou em contacto com sujidade, ou se o nível de tétano	Se os dentes forem extraídos entraram em toque com sujidade, ou se o nível de tétano cobertura é desconhecido, ver um médico para um tétano reforço.	dosagem adequada pelo seu peso e idade Se os dentes forem extraídos entraram em tocar na sujidade, ou se o nível de cobertura do tétano
	cobertura é desconhecido, consultar um médico para receber um reforço contra o tétano.		é desconhecida, consulte um médico para receber um reforço contra o tétano.
FOLLOW-UP-	Retirar a tala após duas semanas e efetuar uma avaliação radiológica e clínica. Avaliações radiográficas e clínicas às 4 semanas, três meses, seis meses, um ano e depois anualmente nos cinco anos seguintes.	Retirar a tala após duas semanas e efetuar um exame radiológico e clínica avaliação. Avaliações radiográficas e clínicas às 4 semanas, 3 meses, 6 meses, 1 ano e depois anualmente durante os 5 anos seguintes.	Retirar a tala após duas semanas e efetuar um exame radiológico e clínica avaliação. Radiográfica e clínicos avaliações às 4 semanas, 3 meses, 6 meses, 1 ano e depois anualmente durante os próximos 5 anos. Após o adiamento da replantação, a anquilose é inevitável e deve ser tida em conta. A infraposição

			está frequentemente associada à anquilose em crianças e adolescentes.
			A exaustivo acompanhamento e uma comunicação eficaz é necessária para garantir que o doente e o tutor são ciente deste resultado previsto. Quando a infraposição (>1mm) é observados, pode ser necessária uma decoração.

CAPÍTULO-12

TRATAMENTO ENDODÔNTICO DE DENTES TRAUMATIZADOS

Os traumatismos dentários podem ocorrer devido a vários incidentes, tais como acidentes, quedas, lesões desportivas ou altercações físicas. As lesões traumáticas nos dentes podem variar desde pequenas fissuras no esmalte até fracturas graves, lesões por luxação ou mesmo avulsão. O tratamento endodôntico desempenha um papel importante na preservação da vitalidade, funcionamento e estética dos dentes traumatizados. Este guia abrangente tem como objetivo aprofundar os diferentes tipos de lesões traumáticas dentárias e delinear as estratégias de tratamento endodôntico adequadas para cada uma delas.[4]

1. Compreender as lesões dentárias traumáticas

Antes de nos debruçarmos sobre o tratamento endodôntico, é essencial compreender os diferentes tipos de lesões traumáticas dentárias:

1.1 Fracturas do esmalte: As fracturas do esmalte envolvem danos na superfície exterior do dente, conhecida como esmalte. Estas fracturas podem resultar de um trauma direto no dente e manifestam-se normalmente como fissuras superficiais ou lascas na superfície do dente. As fracturas do esmalte não estão normalmente associadas a dor significativa ou exposição pulpar, mas podem causar preocupações estéticas.[78]

1.2 Fracturas do esmalte e da dentina: As fracturas do esmalte e da dentina são mais graves do que as fracturas do esmalte e envolvem danos tanto no esmalte como na camada de dentina subjacente. Estas fracturas podem expor a polpa, levando a sensibilidade, dor ou pulpite.[97] O sistema de classificação de Ellis classifica as fracturas do esmalte e da dentina em três classes:[93]

- Classe I de Ellis: Quebra do esmalte e da estrutura dentária, sem exposição dos tecidos pulpares.
- Classe II de Ellis: Quebra do esmalte e da estrutura dentária juntamente com exposição incompleta dos tecidos pulpares.
- Classe III de Ellis: Quebra de esmalte e dentina juntamente com exposição completa dos tecidos pulpares.

1.3 Lesões por luxação: A lesão por luxação ocorre quando o dente é deslocado da sua posição original dentro do alvéolo. As lesões podem variar desde ligeiras deslocações até à avulsão completa do dente.[115] As lesões por luxação incluem:

- Concussão do dente: Os dentes são sensíveis à percussão mas não são desviados.
- Lesões subluxativas do dente: O dente é sensível à percussão e está ligeiramente deslocado.
- Luxação Lateral: O dente é deslocado lateralmente.

- Extrusão: Os dentes estão incompletamente desviados do alvéolo.
- Intrusão: O dente é deslocado para dentro do alvéolo.

1.4 Avulsão: A avulsão é a deflexão completa do dente do seu alvéolo, resultando num dente totalmente arrancado da sua posição natural. A avulsão é considerada a mais severa das lesões traumáticas dentárias e requer atenção imediata para maximizar as hipóteses de reimplantação bem sucedida e preservação da vitalidade da polpa.[126]

2. Estratégias de gestão endodôntica

O tratamento do canal radicular de dentes traumatizados tem como objetivo tratar a vitalidade da polpa, promover a cicatrização e restaurar a função. A abordagem ao tratamento pode variar consoante o tipo e a severidade da lesão traumática.

2.1 Fracturas do esmalte: As fracturas do esmalte normalmente não requerem tratamento endodôntico, a menos que estejam associadas a dor significativa, sensibilidade ou preocupações estéticas. As opções de tratamento incluem:

- Suavização de arestas.
- Colagem ou restauração de compósito para fins estéticos.
- Monitorização de sinais de envolvimento da polpa.

2.2 Fracturas do esmalte-dentina (Classe I, II, III de Ellis): O tratamento das fracturas de Classe I, II e III de Ellis envolve uma abordagem faseada para tratar a vitalidade da polpa e restaurar a estrutura do dente:[97,93]

- Alívio imediato da dor e estabilização da fratura com uma restauração temporária.
- Avaliação da vitalidade da polpa através de testes clínicos como a avaliação da sensibilidade pulpar e a avaliação térmica.
- Se a polpa for vital, é colocado um revestimento protetor ou base, seguido de restauração com um compósito ou coroa.

Se os tecidos pulpares não forem vitais, está indicado o tratamento endodôntico (TCR) para remover o tecido pulpar morto, limpar o sistema de canais radiculares e obturar o canal com um material adequado.

2.3 Lesões por luxação: O tratamento das lesões por luxação tem como objetivo reposicionar o dente, [115] estabilizá-lo e avaliar a vitalidade da polpa:

- Reavaliação da posição do dente e avaliação da vitalidade da polpa.
- Reposicionamento do dente para a sua posição inicial utilizando uma pressão digital suave.
- Estabilização do dente com uma tala para permitir a cicatrização dos tecidos PDL.
- Avaliação da vitalidade da polpa através de testes clínicos, como o teste de sensibilidade pulpar e o exame radiográfico.

- A intervenção endodôntica pode ser necessária se houver sinais de necrose pulpar ou sintomas como sensibilidade prolongada ou dor.

2.4 Avulsão: A avulsão é uma emergência dentária que requer atenção imediata para maximizar as hipóteses de um reimplante bem sucedido:

- O reimplante rápido dos dentes avulsionados é a terapia preferida sempre que possível. O dente deve ser manuseado cuidadosamente pelo coronal, evitando o contacto com a superfície radicular.[133]
- Se a reimplantação imediata não for viável, o dente avulsionado deve ser armazenado num meio de armazenamento adequado, como a solução salina equilibrada de Hank (HBSS), leite ou soro fisiológico. É crucial manter o dente húmido e evitar a sua secagem ou contaminação.
- Pode ser necessário um tratamento endodôntico de emergência após o reimplante para remover o tecido contaminado, desinfetar o sistema de canais radiculares e prevenir a infeção.
- É essencial monitorizar de perto o dente replantado, com visitas de acompanhamento para avaliar a vitalidade da polpa e monitorizar sinais de complicações, como a reabsorção.

3. Complicações e tratamento a longo prazo

Apesar do tratamento endodôntico adequado, os dentes traumatizados podem ser propensos a complicações como necrose dos tecidos pulpares, patologia periapical ou reabsorção radicular. A monitorização prolongada é essencial para detetar e tratar prontamente estas complicações:

- Exames clínicos e radiográficos regulares para avaliar o estado do dente traumatizado e dos tecidos circundantes.
- O retratamento endodôntico ou intervenções cirúrgicas podem ser necessários em casos de patologia persistente ou recorrente.
- O tratamento de complicações como a reabsorção radicular inflamatória externa, a reabsorção radicular inflamatória interna ou a reabsorção de substituição pode exigir procedimentos endodônticos especializados.

Examinar o estado da polpa danificada

Avaliar a condição da lesão pulpar é especialmente crucial para estabelecer uma linha de base para investigações subsequentes. No entanto, existem algumas razões pelas quais esta atividade pode ser difícil. Devido à idade precoce do paciente ou ao seu estado emocional após o evento traumático, pode não ser possível obter a colaboração do paciente, o que pode produzir resultados imprecisos. Os testes de sensibilidade frequentemente utilizados baseiam-se na estimulação eléctrica ou térmica. As fibras A-delta são estimuladas pelo fluxo hidrodinâmico de fluido dentro dos túbulos dentinários em testes térmicos, enquanto as fibras A-delta são diretamente estimuladas em testes de polpa eléctrica (Jafarzadeh & Abbott 2010). Fisicamente, ambos os testes requerem um fornecimento vascular funcional. Como resultado, a resposta a um teste de sensibilidade serve como um substituto ou não um sinal direto de tecidos pulpares vitais. Depois de a lesão de luxação por edema pulpar resultar frequentemente numa perda temporária de sensibilidade, estas limitações do teste padrão da polpa dificultam o diagnóstico traumático. Uma resposta a um teste de sensibilidade em tais circunstâncias pode não voltar durante algumas a várias semanas (Skieller 1960, Rock & Grundy 1981, Bastos et al. 2014). Como a sobrevivência da polpa depende de um suprimento vascular intacto, um resultado negativo a um teste de sensibilidade após uma lesão traumática nem sempre mostra necrose pulpar. Pelo contrário, sugere uma lesão da polpa, o que tem implicações para o prognóstico. As lesões repetidas podem resultar em desafios adicionais que afectam a capacidade de cicatrização da polpa e os testes de sensibilidade.

Tratamento do canal radicular após fracturas coronárias[80]

Fissuras na estrutura do esmalte

As fissuras no esmalte são a lesão menos perigosa para as estruturas dentárias. De acordo com Ravn (1981a), [143] são definidas como fracturas parciais de dentes que estão morfologicamente inteiros, embora a linha de fratura possa penetrar na dentina. Não é possível estimar com precisão a profundidade da fissura ou prever como se irá propagar (Krastl et al. 2011).[144] Apesar de pesquisas laboratoriais terem verificado que as infrações na dentina/esmalte podem ser uma via de invasão de microrganismos nos dentes (Love 1996), a probabilidade de uma infeção causar necrose é inferior a 3,5 percentagem numa polpa saudável (Stalhane & Hedegard 1975, Ravn 1981). No entanto, a ocorrência de uma concussão ou subluxação não detectada do dente envolvido como resultado de um fornecimento de sangue deficiente.

Em investigações laboratoriais, o selamento de adesivo em fissuras de esmalte demonstrou ser útil na prevenção de contaminações pulpares (Love 1996). No entanto, não existe qualquer prova clínica de que o selamento de fissuras impeça a necrose pulpar, a descoloração das linhas de fissura, ou reforce a resistência da coroa à fratura.

Exposição da dentina

A maioria das fissuras nas coroas revela dentina. As crianças podem ter até 70 000 túbulos por mm2 que conduzem à polpa e têm um diâmetro de 2-5 μm (Ketterl 1961, Garberoglio & Brannstrom 1976). Os lúmens dos túbulos dentinários constituem uma porção considerável da área total da secção transversal mais próxima dos tecidos pulpares como resultado de uma diminuição relacionada com a idade no volume de dentina peritubular, o que torna a dentina fissurada mais permeável (Mjor 2009). Os sistemas de defesa da polpa, que incluem o movimento externo do fluido dos túbulos dentinários e a sua capacidade de desencadear uma reação inflamatória súbita em resposta a um estímulo exterior, impedem momentaneamente a entrada de microrganismos e a contaminação do tecido pulpar (Olsburgh et al. 2002). Quando ocorrem lesões de luxação simultâneas, a chance de morte da polpa é consideravelmente elevada (Robertson et al. 2000). Após o acidente, é necessário colocar uma obturação adesiva permanente o mais rapidamente possível. Se a incisão dentinária for bem selada para evitar a contaminação da polpa, a implantação da restauração pode ser adiada se não for possível durante a terapia inicial de urgência. Uma camada de compósito fluido e um agente de ligação à dentina podem ser utilizados para o selamento imediato da dentina. Embora possa ser menos bem sucedido, o revestimento momentâneo da dentina com hidróxido de cálcio ou GIC pode ser utilizado se for recebido tratamento adicional nos próximos dias (por Krastl et al. 2020).[144]

Tecidos pulpares expostos

É geralmente aceite que a polpa de um dente previamente intacto é saudável e é capaz de se regenerar quando a polpa é exposta de forma traumática. Dado que não há luxação dentária concomitante, isto é especialmente verdade em indivíduos de tenra idade sem danos anteriores na polpa devido a cáries ou traumatismos prévios. A existência de tecidos inflamatórios na polpa no local exposto foi demonstrada utilizando um modelo de primata que examinou a reatividade celular após exposição experimental da polpa ao ambiente oral. No entanto, nas horas de exposição, as alterações teciduláres reflectem principalmente os danos causados pelo trauma mecânico, causando alterações inflamatórias superficiais mínimas (Cox et al. 1982, Heide & Mjor 1983). De acordo com os relatos, a reação inflamatória torna-se mais visível após 7 dias de contacto, mas ainda só penetra no tecido pulpar 2 mm (Cvek et al. 1982a). Portanto, pelo menos nos primeiros dias após o trauma, as circunstâncias para a terapia pulpar vital (VPT) são favoráveis. Qualquer que seja o curso do tratamento, é imperativo que o dente seja limpo e selado com dique de borracha antes da VPT (ESE 2019b). Além disso, é fortemente aconselhado o uso de ampliação e instrumentos esterilizados durante todo o processo. Depois de um biomaterial ser aplicado diretamente no tecido exposto, o objetivo do capeamento direto da polpa é preservar a vida da polpa completa (ESE 2019b). O capeamento direto da polpa pode ser bem-sucedido mesmo que o tratamento seja adiado por vinte e quatro horas, de acordo com pesquisas em animais (Cox et al. 1982, Pitt Ford & Roberts 1991). No entanto, para exposições pulpares menores que são tratadas logo após a lesão, o capeamento pulpar imediato após o trauma é tipicamente aconselhado (Cvek 1978, Krastl & Weiger 2014). Portanto, a remoção incompleta da polpa é a melhor opção na maioria das circunstâncias, especialmente quando uma porção significativa de polpa exposta e terapia não deve ser administrada no tempo inicial após o dano (Dammaschke et al. 2019a, Krastl et al. 2020).

Uma pulpotomia incompleta remove cerca de 2 milímetros da polpa da câmara e é melhor efectuada com uma pequena broca cilíndrica de diamante utilizada com uma peça de mão de alta velocidade com irrigação regular. Tal como acontece com o capeamento direto da polpa, é aconselhável lavar as lesões pulpares com clorexidina (0,2-2%) ou hipoclorito de sódio (0,5-5%) após a pulpotomia parcial para ajudar na hemostasia e limpeza (ESE 2019b, por Munir et al. em 2020). Podemos aplicar uma ligeira pressão utilizando um rolo de algodão ou uma esponja com hipoclorito de sódio. Qualquer hemorragia deve parar em cinco minutos se a polpa que permanece for reduzida a um nível saudável. Caso a hemostasia não ocorra nesse período de tempo, a pulpotomia total - a remoção da polpa completa da câmara - pode ser a última forma de preservar a parte radicular da polpa.

Embora o hidróxido de cálcio se dissolva com o tempo e tenha instabilidade mecânica, continua a ser frequentemente utilizado como material de capeamento da polpa e tem demonstrado ter mais taxas de sucesso (Dammaschke et al. em 2019) (Bakland & Andreasen 2012). Portanto, para evitar que os germes invadam a polpa, o hidróxido de cálcio depende fortemente da preservação de uma reparação de maior qualidade (Bakland 2009). Os cimentos hidráulicos à base de silicato de cálcio (HCSC) proporcionam qualidades biológicas superiores, ao mesmo tempo que ultrapassam o problema da instabilidade mecânica. Alguns destes materiais têm a desvantagem de ter a capacidade de descoloração devido aos radiopacificadores que são incorporados e à absorção de minerais do sangue constituído (Lenherr et al. 2012, Krastl et al. 2013).

A fim de avaliar o sucesso do tratamento, os dentes com procedimentos de salvamento pulpar devem ser examinados rotineiramente (Jafarzadeh & Abbott 2010).

Tratamento de endodontia após fracturas radiculares[109]

Quando um dente permanente com polpa essencial sofre fraturas radiculares intra-alveolares, os tecidos pulpares são danificados, o que compromete principalmente o suprimento neurovascular adjacente à linha de fratura. Este tipo de lesão afecta mais frequentemente os dentes anteriores maxilares. Somente durante o exame clínico inicial e a verificação da condição pulpar após a deflexão do segmento coronal do dente é que se pode estimar o estado da polpa, sendo necessária uma avaliação contínua para se chegar a um diagnóstico definitivo sobre o estado da polpa. Foi proposto que a idade do paciente e as experiências traumáticas passadas têm um efeito na sobrevivência da polpa (Andreasen et al. 2004a,b). O teste de sensibilidade tem menos utilidade no período inicial após o incidente traumático. Uma resposta falsa no início não significa necessariamente que a polpa não irá recuperar. De acordo com Andreasen e Kahler (2015), os dentes imaturos ou com fracturas radiculares que apresentam uma boa resposta pulpar na análise inicial após o trauma têm uma maior probabilidade de cicatrização pulpar. Durante um período de observação de 8 anos, a sobrevivência demonstrou uma média de 72% (fratura da raiz média) ou 67% (fratura da parte apical) (Andreasen et al. 2012). Depois de excluir os dentes com fracturas cervicais, que são frequentemente extraídos devido à maior mobilidade e à menor resistência do segmento coronal a um novo impacto, as hipóteses de sobrevivência global dos dentes com fracturas radiculares, envolvendo dentes tratados endodonticamente, demonstraram ser de 88% (Cvek et al. 2008). Em relação à vitalidade da polpa no segmento coronal para fracturas coronais simultâneas com tecidos pulpares expostos, existe uma escassez de informação. 5 dentes com fracturas radiculares com polpa vital após remoção incompleta da polpa foram descritos por Cvek et al. (2004).

Tratamento do canal radicular após lesões por luxação[115]

Após lesões por luxação, a polpa pode sofrer danos mecânicos que resultam em tensão, compressão ou separação na região da constrição apical. Em casos não muito graves, as lesões traumáticas resultam em diminuição da circulação, hemorragia, elevação da pressão intrapulpar e perda temporária da sensibilidade. A possibilidade de sobrevivência ou reparo da polpa (revascularização) depende de uma série de variáveis. A compreensão destes aspectos é crucial para o clínico porque, para além dos métodos avançados de análise da polpa (ver acima), a condição de sobrevivência da polpa só pode ser detectada indiretamente.

A intensidade e o tipo de lesão de luxação e a largura do forame apical são os factores primários que afectam o desenvolvimento da morte da polpa após um trauma agudo. Como resultado, diferentes proporções de necrose pulpar e subsequente cicatrização estão ligadas à concussão, subluxação, extrusão e luxação lateral[115].

A luxação traumática do dente é significativamente afetada pela largura do forame apical. A polpa tem maior probabilidade de ser danificada e menor probabilidade de ser restaurada por revascularização. Reduzir a quantidade de trauma extra que resulta da terapia é outro componente crucial da terapia de canal de dentes luxados.

O reposicionamento de dentes mal posicionados é visto pela polpa como um evento mais stressante; por isso, o reposicionamento súbito ou ortodôntico pode parecer desejável.

A infeção é uma ameaça grave para a polpa traumatizada. Por conseguinte, o desenvolvimento bacteriano local deve ser limitado. Antes de iniciar a terapia, os biofilmes visíveis e o cálculo local devem ser removidos dos dentes e da gengiva e recomenda-se uma desinfeção completa com enxaguamento bucal (clorexidina 0,1-0,2%). A capacidade de reparação de uma polpa traumatizada é afetada negativamente por fracturas adicionais da coroa que expõem os túbulos dentinários (Lauridsen et al. 2012). Numa polpa saudável, o fluido dentinário sai dos túbulos expostos no local da fratura. A dissolução de tecido necrótico, por outro lado, cria uma falsa pressão osmótica dentro da câmara pulpar se a circulação sanguínea for diminuída ou interrompida, o que permite que a saliva (bem como as bactérias) entrem nos túbulos (Stenvik et al. 1972, Andreasen 1995). Como resultado, a infeção desenvolve-se no tecido pulpar necrótico, dificultando a recuperação. O diâmetro dos túbulos dentinários aumenta com a idade do doente, tornando a polpa mais vulnerável à contaminação. Outras fontes de contaminação incluem um coágulo de sangue infetado no alvéolo ou túbulos dentinários expostos na área cervical (Cvek et al. 1990b). Para além das suas vantagens óbvias, os splints fixos devem ser vistos como acumuladores de placa bacteriana. Por isso, devem ser dadas recomendações de higiene oral adequadas, incluindo enxaguamento bucal antissético, tal como na terapia ortodôntica.

Tratamento endodôntico após avulsão[126]

0,5-16% de todos os traumatismos dentários são avulsões de dentes anteriores permanentes, que estão entre as lesões dentárias mais devastadoras (Fouad et al. 2020). Nestas circunstâncias, a plantação de dentes é novamente o curso de ação recomendado. O comprimento do canal radicular, o diâmetro do forame apical, as circunstâncias de armazenamento extra-oral do dente avulsionado e o tratamento adequado dos dentes afectam o prognóstico da polpa e do PDL lesionado (Kling et al. 1986, Andreasen et al. 1995).

A necrose da polpa danificada ocorre quando um dente avulsiona.[126] Após o reimplante, a revascularização não é possível em dentes adultos (aqueles com ápice fechado). Em vez disso, o microrganismo que infectou a área da raiz durante o período extra-alveolar irá causar a morte do tecido pulpar por várias vias, tais como o forame apical, canais laterais, túbulos dentinários abertos ou fissuras na estrutura do esmalte e da dentina, quer a coroa esteja intacta ou não (Cvek et al. 1990a)

O Ledermix pode ser aplicado o mais rapidamente possível após a replantação, ao contrário do hidróxido de cálcio (Andersson et al. 2012). A sua ação primária de prevenção contra a reabsorção radicular é o descolamento dos tecidos reabsorventes da zona radicular, o que inibe diretamente os odontoclastos sem ter um impacto antibacteriano (Pierce et al. 1988b). Embora os componentes de tetraciclina (cloridrato de demeclociclina) e esteroide (acetonido de triamcinolona) do Leder- mix apresentem qualidades anti-reabsortivas, foi observada a mesma ação quando a triamcinolona foi administrada após reimplantação tardia do dente (Chen et al. 2008). Portanto, Odontopaste (ADM, Brisbane, Austrália), que tem um componente esteroide idêntico, mas substitui a clindamicina pela composição indutora de manchas da tetraciclina, é considerado uma alternativa viável e sem manchas ao Ledermix (Dettwiler et al.) De um modo geral, a possibilidade de revascularização deve ser ponderada em relação ao risco de EIR após o reimplante de dentes juvenis (Fouad et al. 2020). Por conseguinte, se a revascularização for tentada e não for bem-sucedida, são necessárias revisões frequentes para o diagnóstico mais precoce da morte dos tecidos pulpares e da EIR.

Conclusão

O tratamento endodôntico desempenha um papel essencial na preservação da vitalidade, função e estética dos dentes traumatizados. A abordagem adequada do tratamento depende do tipo e da gravidade da lesão traumática, com o objetivo de preservar a vitalidade pulpar, promover a cicatrização e restaurar a função. É essencial uma avaliação rigorosa e uma consulta a longo prazo para detetar e gerir eficazmente as dificuldades, garantindo o sucesso duradouro da terapia.

CAPÍTULO-13

CONCLUSÃO

As lesões traumáticas dentárias constituem um aspeto significativo das preocupações com a saúde oral, englobando uma vasta gama de lesões que afectam os dentes, os tecidos circundantes e as estruturas de suporte. Estas lesões podem ocorrer por várias razões, incluindo acidentes, incidentes associados a jogos, quedas ou violência interpessoal, conduzindo frequentemente a dor imediata, incapacidade funcional e preocupações estéticas. A gestão das lesões traumáticas dentárias requer uma abordagem multidisciplinar, envolvendo uma avaliação rápida, um diagnóstico preciso e uma intervenção atempada para obter resultados favoráveis e preservar a saúde e a função oral.

Ao longo desta exploração das lesões traumáticas dentárias, surgiram vários temas e considerações fundamentais, sublinhando a complexidade e a importância de abordar estas questões de forma abrangente na prática clínica e nas iniciativas de saúde pública.

Antes de mais, a prevenção continua a ser fundamental para atenuar o impacto das lesões traumáticas dentárias. Educar os indivíduos sobre medidas de segurança, como o uso de protecções bucais durante actividades desportivas, a utilização de cintos de segurança em veículos motorizados e a implementação de medidas de segurança para crianças em casa, pode diminuir significativamente a incidência e a gravidade dos traumatismos dentários. Além disso, a promoção da sensibilização para os potenciais factores de risco e a implementação de estratégias de redução dos riscos nas comunidades podem contribuir para um ambiente mais seguro para indivíduos de todas as idades.

Nos casos em que ocorrem lesões traumáticas dentárias, é essencial um tratamento rápido e adequado para reduzir as dificuldades e otimizar os resultados. A avaliação e a triagem imediatas da lesão, de preferência por um profissional de medicina dentária com experiência em cuidados de emergência, permitem o início atempado do tratamento e aliviam a dor e o desconforto. A utilização de ferramentas de diagnóstico, como o exame clínico, as imagens radiográficas e as modalidades avançadas de imagiologia, facilita o diagnóstico exato e a formulação de um plano de tratamento personalizado com base na natureza e no grau da lesão.

O espetro das lesões traumáticas dentárias engloba um conjunto diversificado de apresentações, desde fracturas dentárias não complicadas a lesões complexas de avulsão e luxação. Cada tipo de lesão necessita de uma abordagem diferenciada de tratamento, considerando factores como a idade do doente, a maturidade dentária, a extensão dos danos nos tecidos e o prognóstico de sobrevivência e função dos dentes. A implementação de protocolos e diretrizes de tratamento baseados em evidências, complementados por avanços na tecnologia e materiais dentários, aumenta a previsibilidade e o sucesso das intervenções de tratamento em diferentes tipos de lesões traumáticas.

Além disso, a colaboração interdisciplinar entre especialistas em medicina dentária, cirurgiões orais e maxilofaciais, endodontistas, ortodontistas e outros profissionais de saúde é fundamental para a prestação de cuidados abrangentes a doentes com lesões traumáticas dentárias. Os esforços coordenados entre diversas especialidades facilitam transições perfeitas entre fases de tratamento, asseguram uma utilização óptima dos recursos e abordam cenários clínicos complexos que requerem uma abordagem multidimensional.

Para além da gestão imediata das lesões traumáticas dentárias, o acompanhamento contínuo e os cuidados de apoio são componentes indispensáveis do tratamento contínuo. A monitorização do processo de cicatrização, a avaliação da estabilidade e vitalidade dos dentes traumatizados e a abordagem de sequelas como a necrose pulpar, a reabsorção radicular e as complicações periodontais são aspectos integrais dos cuidados a longo prazo para os pacientes afectados por traumatismos dentários. A implementação de estratégias de manutenção preventiva, tais como exames dentários regulares, reforço da higiene oral e protocolos de vigilância personalizados, ajuda a mitigar o risco de complicações e a promover a longevidade das intervenções dentárias.

Em conclusão, as lesões traumáticas dentárias representam desafios significativos para os indivíduos, famílias e sistemas de saúde, necessitando de uma abordagem multifacetada que englobe a prevenção, a intervenção rápida, a colaboração multidisciplinar e os cuidados abrangentes a longo prazo. Ao dar prioridade às medidas preventivas, otimizar as estratégias de gestão clínica e promover a cooperação interdisciplinar, as partes interessadas podem atenuar o impacto do traumatismo dentário e melhorar os resultados para os pacientes, promovendo assim a saúde oral e o bem-estar de diversas populações. Adotar uma perspetiva holística que integre conhecimentos clínicos, provas científicas e princípios centrados no paciente é essencial para responder às necessidades complexas dos indivíduos afectados por traumatismos dentários e para fazer avançar o campo da traumatologia dentária no sentido da excelência e da inovação.

REFERÊNCIAS

1. Atabek D, Alaçam A, Aydintug I, & Konakoglu G. A retrospective study of traumatic dental injuries. Dent Traumatol. 2014; 30:154-61.

2. Malikaew P, Watt RG, & Sheiham A. Prevalência e factores associados a traumatismos dentários (TDI) em dentes anteriores de crianças tailandesas de 11-13 anos de idade. Community Dent Health. 2006; 23:222-7.

3. Elbay US, Baysal A, Elbay M, e Saridag S. Abordagem multidisciplinar ao tratamento tardio de lesões dentárias traumáticas envolvendo luxação extrusiva, avulsão e fratura da coroa. Oper Dent. 2014; 39:566-71.

4. Andreasen JO. Etiologia e patogénese das lesões dentárias traumáticas. Um estudo clínico de 1298 casos. Scand J Dent Res. 1970; 78:329-42.

5. ORGANIZAÇÃO MUNDIAL DE SAÚDE. Aplicação da classificação internacional de doenças à medicina dentária e estomatologia, ICD-DA. 3ª ed.. Genebra: OMS, 1992.

6. EILERT PETERSON E, ANDERSON L, SORENSEN S. Lesões traumáticas orais e não orais. Um estudo epidemiológico durante um ano num condado sueco. Swed Dent J 1997; 21:55-68.

7. ANDREASEN JO, RAVN JJ. Epidemiologia das lesões dentárias traumáticas em dentes decíduos e permanentes numa amostra da população dinamarquesa. Int J Oral Surg 1972; 1:235-9

8. Rajab LD, Bagain ZH, Ghazaleh SB, Sonbol HN, e Hamdan MA. Lesões dentárias traumáticas entre crianças de 12 anos de idade em idade escolar na Jordânia: prevalência, factores de risco e necessidade de tratamento. *Oral Health Prev Dent.*2013; 11;105-12

9. Andreasen FM, Zhife Y, Thomsen BL. Relação entre as dimensões da polpa e o desenvolvimento de necrose pulpar após lesões de luxação na dentição permanente. Endod Dent Traumatol. 1986,2:90-8.

10. Andreasen J0, Andreasen FM, Mejare I, Cvek M. Cicatrização de 400 fracturas radiculares intra-alveolares. 1. Efeito dos factores pré-lesão e lesão, tais como sexo, idade, fase de desenvolvimento da raiz, tipo de fratura, localização da fratura e gravidade da luxação. Dent Traumatol. 2004:20:192-202.

11. Miranda DA, Pini NP, Matthews A, Moura LA, do Vale HF, Casati MZ, Lima DA, Marchi GM, Lovadino JR, e Aguiar FH. Reabilitação estética e funcional via recolocação de fragmentos dentários Compendium of Continuing. Indian J Dent Educ. 2012; 33:30-7.

12. Jain V, Gupta R, Duggal R, & Parkash H. Restauração de dentes anteriores traumatizados através de uma abordagem interdisciplinar: relato de três casos. J Indian Soc Pedod Prev Dent.2005; 23: 93-7.

13. Badami V, e Reddy SK. Tratamento de fracturas complicadas da coroa e da raiz numa única visita através de re-ligação. JADA 2011;142: 646-50.
14. Olsburgh S, Jacoby T, e Krejci I. Fracturas da coroa na dentição permanente: Considerações pulpares e de restauração. Dent Traumatol.2002;18:103-15.
15. de Castro JC, Poi WR, Pedrini D, Tiveron AR, Brandini DA, e de Castro MA. Abordagem multidisciplinar para o tratamento de uma fratura coronária complicada em um paciente jovem: Um relato de caso. Quint Int. 2011; 42:729-35.
16. Krastl G, Filippi A, Zitzmann NU, Walter C, e Weiger R. Aspectos actuais da restauração de dentes fracturados por trauma. Eur J Dent.2011; 6:124-41.
17. Trushkowsky RD. Considerações estéticas, biológicas e restauradoras na reinserção do segmento coronal de um dente fracturado: Um relato clínico. J Prosthet DenT. 1998; 79:115-9.
18. Olsburgh S, Jacoby T, e Kreji I. Fracturas da coroa na dentição permanente: Considerações pulpares e de restauração. Dent Traumatol.2002;18:103-15.
19. Murchison DF, Burke FJ, e Worthington RB. Recolocação da borda incisal: Indicações de uso e técnica clínica. Br Dent J. 1999; 186:614-9.
20. Associação Americana de Endodontistas. Diretrizes recomendadas para o tratamento do dente avulsionado. Chicago, IL: Associação Americana de Endodontistas; 1982.
21. Associação Americana de Endodontistas. Diretrizes recomendadas para o tratamento do dente avulsionado. Chicago, IL: Associação Americana de Endodontistas; 1994.
22. Associação Americana de Endodontistas. Diretrizes recomendadas para o tratamento do dente avulsionado. Chicago, IL: Associação Americana de Endodontistas; 1995.
23. Associação Americana de Endodontistas. Diretrizes recomendadas pela Associação Americana de Endodontistas para o tratamento de lesões dentárias. Chicago, IL: Associação Americana de Endodontistas; 2004.
24. Sweet C.A. Uma classificação e tratamento para dentes anteriores traumatizados. ASDC J Dent. Child, 1955; 22: 144-9.
25. Shobha Tandon. Livro de texto de Pedodontia. 2ª edição, Índia: Paras, 2009.
26. Bennett D.T. Traumatized anterior teeth assessing the injury and principle of treatment. Br. Dent. J., 1963; 115: 309- 11.
27. Enrique Basrani. Fracturas dos dentes. 4ª edição, Lea & Febiger, Elsivier, Mosby, 1982.
28. Hargreaves A, Craig W, Needleman L. The management of traumatized

anterior teeth of children; 2ª edição, Churchill Livingstone, 1981.
29. Garcia-Godoy FM. Prevalência e distribuição de lesões traumáticas nos dentes permanentes de crianças dominicanas de escolas particulares. Comm Dent Oral Epidemiol., 1984; 12:136-139.
30. Enrique Basrani. Fracturas dos dentes. 4ª edição, Lea & Febiger, Elsivier, Mosby, 1982.
31. Galea H. An investigation of dental injuries treated in an acute care general hospital. J Am Dent Assoc.1984; 109: 434-438.
32. Burton J, Pryke L, Rob M, Lawson JS. Traumatized anterior teeth among high school students in Northen Sydney. Aust Dent J. 1985; 30: 346-348.
33. Stockwell AJ. Incidence of dental trauma in the western Australian School dental service. Comm Dent Oral Epidemiol, 1988; 16: 294-8.
34. Bastone B, Freer J, John R, Mc Namara. Epidemiologia do traumatismo dentário. Uma revisão da literatura. Aus Dent J.2000; 45: 51-60.
35. Hunter ML, Hunter B, Kingdon A, Addy M, Dummer PM, Shaw WC. Traumatic injury to maxillary incisor teeth in a group of South Wales school children. Endod Dent Traumatol, 1900; 6: 260- 264.
36. Bijella MF, Yared FN, Bijella VT, Lopes ES. Ocorrência de traumatismo de incisivos decíduos em crianças brasileiras: Um levantamento casa a casa. J Dent Child, 1990; 57: 424-46.
37. Forsberg CM, Tedestam G. Lesões traumáticas nos dentes em crianças suecas que vivem numa área urbana. Swed Dent J., 1990; 14: 115-122.
38. Perez R, Berkowitz R, Mcllveen L, Forrester D. Dental trauma in children survey. Endod Dent Traumatol., 1991; 17: 212-213.
39. Andreasen JO, Andreasen FM. Textbook and Color Atlas of Traumatic Injuries to the Teeth, 3ª edição, Copenhaga Munksgaard, 1994.
40. Enrico Spinas, Altana. Uma nova classificação para as fracturas das coroas dos dentes. J Clin Ped Dent., 2002; 26: 69-85.
41. McDonald RE, Avery DR. Dentistry for the child and adolescent. 8ª edição, Lea & Febiger, Elsivier, Mosby; 2004.
42. Marcenes W, Al Beiruti N, Tayfour D, Issa S. Epidemiologia dos traumatismos dentários nos incisivos permanentes de crianças de 9-12 anos em Damasco, Síria. Endod Dent Traumatol 1999; 15:117-23.
43. Artun J, Behbehani F, Al-Jame B, Kerosuo H. Traumatismo incisivo numa população árabe adolescente. Prevalência, gravidade e factores de risco oclusal. Am J Orthod Dentofacial Orthop 2005; 128:347-52.
44. Federation Dentaire Internationale (FDI), Comissão dos Produtos Dentários, Grupo de Trabalho n.º 7.1990.
45. NORD C-E. Tandskador hos skolbarn och ishockeyspelare. Odontologisk

Förenings Tidskrift 1966; 30:15-25.
46. Bendo CB, Paiva SM, Oliveira AC, Goursand D, Torres CS, Pordeus IA, et al. Prevalência e fatores associados de traumatismos dentários em escolares brasileiros . J Public Health Dent 2010; 70:313-8.
47. Soriano EP, Caldas Jr AF, Carvalho MVD, Amorim Filho HdeA. Prevalência e fatores de risco relacionados a traumatismos dentários em escolares brasileiros. Dent Traumatol 2007; 23:232-40.
48. Gupta S, Kumar-Jindal S, Bansal M, Singla A. Prevalência de lesões dentárias traumáticas e papel do overjet incisal e da cobertura inadequada dos lábios como factores de risco entre crianças de 4-15 anos de idade de escolas públicas em Baddi-Barotiwala Area, Himachal Pradesh, Índia. Med Oral Patol Oral Cir Bucal 2011;16: 960-5.
49. ROUNSAVILLE BJ. Esposas maltratadas. Barreiras à identificação e ao tratamento. Am J Orthopsychiatry 1978; 48:487-94.
50. De Moore RJG, De Witte AMJC, De Bruyne MAA. Piercing na língua e complicações orais e dentárias associadas. Endod Dent Traumatol 2000; 16:232-7.
51. Noori AJ, Al-Obaidi WA. Lesões dentárias traumáticas em crianças do ensino primário na cidade de Sulaimani, Iraque. Dent Traumatol 2009; 25:442-6.
52. Moule A, Cohenca N. Avaliação de emergência e planeamento do tratamento de lesões dentárias traumáticas. Aust Dent J. 2016;61(Suppl 1):21-38.
53. Andreasen FM, Andreasen JO, Tsukiboshi M, Cohenca N. Exame e diagnóstico de traumatismos dentários. In: Andreasen JO, Andreasen FM, Andersson L, editores. Textbook and color atlas of traumatic injuries to the teeth, 5th edn. Oxford, Reino Unido: Wiley Blackwell; 2019. p. 295-326.
54. Andreasen JO, Bakland L, Flores MT, Andreasen FM, Andersson L. Traumatic dental injuries. A manual, 3rd edn. Chichester, Reino Unido: Wiley-Blackwell; 2011.
55. Mosby. Mosby's Medical, Nursing, and Allied Health Dictionary. 6ª edição. Louis, Miss, EUA: Mosby; 2002.
56. Ikeda H, Suda H. Sensação subjectiva e descargas neurais objectivas registadas em dentes clinicamente não vitais e intactos. J Endod 1998; 24:552-6.
57. Ramsay DS, Artun J, Martinen SS. Fiabilidade das medições do fluxo sanguíneo pulpar utilizando a fluxometria Doppler a laser. J Dent Res 1991; 70:142730.
58. Nisson R, Trope M, Zhang CD, Chance B. Espectrofotometria de duplo

comprimento de onda como teste de diagnóstico do conteúdo da câmara pulpar. Oral Surg Oral Med Oral Pathol 1992; 74:508 -14.

59. M Umford JM. Evaluation of Gutta-Percha and Ethyl Chloride in PulpTesting (Avaliação da Guta-Percha e do Cloreto de Etilo no Teste da Polpa). Br Dent J 1964; 116:338-42.

60. F Ulling H-J, A Ndreasen JO. Influência das talas e coroas temporárias nos procedimentos de teste elétrico e térmico da polpa. Scand J Dent Res 1976; 84 :291-6.

61. Petersson K, S Öderström C, K Iani a Naraki M, L Evy G. Avaliação da capacidade dos testes térmicos e eléctricos para registar a vitalidade da polpa. Endod Dent Traumatol 1999; 15:127-31.

62. D Acht Sf, H Aley JV, S Anders Je. Padronização de um teste de sensibilidade dentária ao frio. Oral Surg Oral Med Oral Pathol 1967; 24 :687-92.

63. Rowe A Hr, P Itt FOrd Ir. A avaliação da vitalidade pulpar. Int Endod J 1990; 23:77-83.

64. BACHMANN A, LUTZ F. Schmelzsprünge durch die Sensibilitätsprüfung mit CO2- Schnee und Dichlor - difluormethan - eine vergleichende In-vivo Untersuchung. Schweiz Monatsschr Zahnheilk 1976; 86:1042-59.

65. M Umford Jm. Thermal and Electrical Simulation of Teeth in The Diagnosis of Pulpal and Periapical Disease (Simulação Térmica e Eléctrica de Dentes no Diagnóstico de Doenças Pulpares e Periapicais). Proc Roy Soc Med 1967:60:197200.

66. M Umford JM. Limiar de dor dos dentes anteriores humanos normais. Arch Oral Biol 1963; 8:493-501.

67. I Ng Olfson Aer, T Ronstad L, H Ersh E, R Iva Ce. Eficácia da fluxometria Laser Doppler na determinação da vitalidade pulpar de dentes humanos. Endod Dent Traumatol 1994; 10:83-7.

68. Andreason J.O. "Etiology and Pathogenesis of Traumatic Dental Injuries" 4th Edition, Munksgaard,2004.

69. Bakland J.K.& Andreasen J.O. "Dental Traumatology: Diagnóstico essencial e planeamento do tratamento" Endodontic Topics 2004,7,14-34.

70. Oikarinen K. Patogénese e mecanismo das lesões traumáticas dos dentes. Endod Dene Trau-Maioi 1987; 3:220-23.

71. Kwan SC, Johnson JD, Cohenca N. O efeito do material e espessura da tala na mobilidade dentária após extração e reimplantação utilizando um modelo cadavérico humano. Dental Traumatol. 2012; 28:277- 81.

72. Kahler B, Heithersay GS. Uma avaliação baseada em evidências da ferulização de dentes luxados, avulsionados e com fratura radicular. Dent Traumatol. 2008; 24:2-10.

73. Oikarinen K, Andreasen JO, Andreasen FM. Rigidez de vários métodos de fixação utilizados como talas dentárias. Endod Dent Traumatol. 1992; 8:113-9.
74. DOMINKOVICE T. Reflexão total na substância dentária e diagnóstico de fissuras nos dentes: Um estudo clínico. Swed Dent J 1977; 1:163-72.
75. ANREASEN JO, SUNDSTROM B, RAVN JJ. O efeito de lesões traumáticas em dentes decíduos nos seus sucessores permanentes. I. Um estudo clínico e histológico de 117 dentes permanentes lesionados. Scand J Dent Res 1971; 79:219-83.
76. STAFFANOU RS. Restauração de ângulos incisais fracturados. J Am Dent Assoc 1972; 84:146-50.
77. SCHIODT M, LARSEN V, BESSERMANN M. Oral findings in glassblowers. Community Dent Oral Epidemiol 1980; 8:195-200.
78. CRIM GA. Tratamento do incisivo fracturado. J Am Dent Assoc 1978; 96:99-100.
79. PALMER JD. O tratamento de incisivos fracturados e a sua restauração em crianças. Dent Pract 1971; 21:395-400.
80. RAVN JJ. Estudo de acompanhamento de incisivos permanentes com fissuras no esmalte em resultado de um traumatismo agudo. Scand J Dent Res 1981; 89:117-23.
81. SIMONSEN RJ. Restauração de um incisivo central fracturado utilizando fragmento de dente original. J Am Dent Assoc 1982; 105:646-8.
82. MADER C. Restauração de um dente anterior fracturado. J Am Dent Assoc 1978; 96:113-5.
83. TENNERY TN. O dente fracturado reunificado utilizando a técnica de ligação por condicionamento ácido. Texas Dent J 1978; 96:16-17.
84. SIMONSEN RJ. Restauração de fracturas traumáticas: uma utilização alternativa da técnica de ataque ácido. Quintess Int 1979; 10:15-22.
85. MUNKSGAARD EC, IRIS M, ASMUSSEN E. Ligação dentina-polímero promovida por Gluma e várias resinas. J Dent Res 1985; 64:1409-11.
86. STARKEY PE. Reinserção de um fragmento fracturado num dente. J Indiana Dent Assoc 1979; 58:37-8.
87. DEAN JA, AVERY DR, SWARTZ ML. Fixação de fragmentos de dentes anteriores. Pediatr Dent 1986; 8:139-43.
88. ANDREASEN FM, FLUGGE E, DAUGAARD-JENSEN J, MUNKGUAARD EC. Tratamento de incisivos fracturados por coroa com restaurações de facetas laminadas. Endod Dent Traumatol 1992; 8:30-35.
89. MEUNINGHOFF LA, O NEAL SJ, RAMUS DL. Avaliação de seis meses de facetas estéticas clínicas. J Dent Res 1990;69: Abstr. no. 1542.
90. SMITH DC, PULVER F. Materiais de revestimento dentário estético. Int

Dent J 1982; 32:223-9.
91. WALLS AWG, MURRAY JJ, McCABE JF. Facetas laminadas de compósito: um estudo clínico. J Oral Rehab 1988; 15:439-54.
92. SUTHER T, FIXOTT HC. Fracturas acidentais múltiplas de dentes decíduos posteriores. Relato de um caso. ASDC J Dent Child 1952; 19:115-7.
93. ELLIS RG. Dentes anteriores fracturados. Restauração de coroa natural. J Canad Dent Assoc 1940; 6:339-44.
94. PIETROKOVSKI J, LANTZMANE. Fracturas complicadas de coroas em adultos. J Prosthet Dent 1973; 30:801-7.
95. NATKIN E. Diagnóstico e tratamento de lesões traumáticas e suas sequelas. In: Ingle JI. ed. Endodontia. Philadelphia: Lea & Febiger, 1965;566-611.
96. LEE EC. Fratura total da coroa. Br Dent J 1966; 120:139-40.
97. TALIM ST, GOHIL KS. Tratamento de fracturas coronais de dentes posteriores permanentes. J Prosthet Dent 1974; 31:172-8.
98. HEITHERSAY GS. Tratamento endodôntico-ortodôntico combinado de fracturas radiculares transversais na região da crista alveolar. Oral Surg Oral Med Oral Pathol 1973; 36:404-15.
99. OLSBURGH S, JACOBY T, KREJCI I. Fracturas da coroa na dentição permanente: considerações pulpares e restauradoras. Dent Traumatol 2002; 18:103-15.
100. TEGSJO U, VALERIUS-OLSSON H, FRYKHOLM H, OLGART K. Avaliação clínica do transplante intra-alveolar de dentes com fracturas radiculares cervicais. Swed Dent J 1987; 11:235-50.
101. KAHNBERG K-E. Extrusão cirúrgica de dentes com fratura radicular - um estudo de acompanhamento de dois métodos cirúrgicos. Endod Dent Traumatol 1988; 4:85-9.
102. KAHBERG K-E. Transplante intraalveolar de dentes com fracturas corono-radiculares. J Oral Surg 1985; 43:38-42.
103. HARDWICK JL, NEWMAN PA. Algumas observações sobre a incidência e o tratamento de emergência de dentes anteriores permanentes fracturados de crianças. J Dent Res 1954; 33:730.
104. YATES JA. Fracturas radiculares em dentes permanentes: uma revisão clínica. Int Endodont J 1992; 25:150-7.
105. GELBIER S. Dentes anteriores lesionados em crianças. Uma discussão preliminar. Br Dent J 1967; 123:331-5.
106. OMNELL KA. Estudo de uma fratura radicular. Br Dent J 1953; 95:181-5.
107. HOVLAND EJ. Fracturas radiculares horizontais. Tratamento e reparação. Dent Clin North Am 1992; 36:509-25.

108. DOWN CH. O tratamento dos dentes incisivos permanentes de crianças após uma lesão traumática. Aust Dent J 1957; 2:9-24.

109. FEIGLIN B. Gestão clínica de fracturas radiculares transversais. Dent Clin North Am 1995; 39:53-78.

110. TULLIN B. Três casos de fraturas radiculares. Odontol Rev 1968; 19:3143.

111. NATKIN E. Diagnóstico e tratamento de lesões traumáticas e suas sequelas. In: Ingle JI. ed. Endodontia. Philadelphia: Lea & Febiger, 1965;566-611.

112. CVEK M, ANDREASEN JO, BORUM MK. Cicatrização de 208 fracturas radiculares intra-alveolares em pacientes com idades entre 7 e 17 anos. Dental Traumatol. 2001; 17:53-62.

113. ANDREASEN JO. Luxação de dentes permanentes devido a trauma. Um estudo de acompanhamento clínico e radiográfico de 189 dentes lesionados. Scand J Dent Res 1970; 78:273-86.

114. ANDREASEN JO, RAVN JJ. O efeito de lesões traumáticas em dentes decíduos nos seus sucessores permanentes. II. Um estudo de acompanhamento clínico e radiográfico de 213 dentes lesionados. Scand J Dent Res 1971; 79:284-94.

115. ANDREASEN FM, ANDREASEN JO. Diagnóstico de lesões por luxação: A importância de técnicas clínicas, radiográficas e fotográficas padronizadas em investigações clínicas. Endod Dent Traumatol 1985; 1:160-9.

116. KLOEPPEL J. Diagnóstico e tratamento de lesões traumáticas dos dentes em crianças. Int Dent J 1963; 13:684-7.

117. ARWILL T, HENSCHEN B, SUNDVALL-HAGLAND 1. A reação pulpar em incisivos permanentes traumatizados em crianças dos 9 aos 18 anos. Odontologisk Tidsskrift 1967; 75:130-47.

118. ANDREASEN FM. Cicatrização pulpar após lesões por luxação e fratura radicular na dentição permanente. Endod Dent Traumatol 1989; 5:111-31.

119. ANDREASEN FM, VESTERGAARD PEDERSEN B. Prognóstico de dentes permanentes luxados - o desenvolvimento de necrose pulpar. Endod Dent Traumatol 1985; 1:207-20.

120. SKILLER V. O prognóstico para dentes jovens soltos após lesões mecânicas. Ata Odontol Scand 1960; 18:171-81.

121. AUSLANDER WP. Descoloração. Uma sequela traumática. N Y State Dent J 1967; 33:534-8.

122. GLUCKSMAN DD. Fratura de dentes anteriores permanentes complicando o tratamento ortodôntico. J Am Dent Assoc 1941; 28:1941-3.

123. ANDREASEN FM, YU Z, THOMSEN BL, ANDRESEN PK. Ocorrência

de obliteração do canal pulpar após lesões de luxação na dentição permanente. Endod Dent Traumatol 1987; 3:103-15.
124. HUMPHERY JM, KENNY DJ, BARRETT EJ. Resultados clínicos das luxações de incisivos permanentes numa população pediátrica. I. Intrusões. Dent Traumatol 2003; 19:266-73.
125. ANDERASEN JO, HJORTING-HANSEN E. Reimplantação de dentes. 1. Estudo radiográfico e clínico de 110 dentes humanos reimplantados após perda acidental. Ata Odontol Scand 1966;24:263-86.
126. ANDERASEN JO, BORUM M, JACOBSEN HL, ANDRESASEN FM. Reimplantação de 400 incisivos permanentes avulsionados por trauma. I. Diagnóstico de complicações de cicatrização. Endod Dent Traumatol 1995;11: 51-8.
127. LENSTRUP K, SKIELLER V. Um estudo de acompanhamento de dentes reimplantados após perda acidental. Ata Odontol Scand 1959;17:503-9.
128. ANDREASEN JO. Relação entre o dano celular no ligamento periodontal após o reimplante ou a remoção do ligamento periodontal. Cicatrização periodontal após reimplantação de incisivos permanentes maduros em macacos. Ata Odontol Scand 1981;39:15-25.
129. HEDEGARD B, STALHANE I. Um estudo de dentes permanentes traumatizados em crianças de 7 a 15 anos. Parte 1. Swed Dent J 1973;66:431-50.
130. ANDREASEN JO, RAVN JJ. Epidemiologia das lesões dentárias traumáticas em dentes decíduos e permanentes numa amostra da população dinamarquesa. Int J Oral Surg 1972;1:235-9.
131. ANDRESON AW, MASSLER M. Reacções dos tecidos periapicais após amputação de raízes em reimplantes dentários imediatos. Israel J Dent Med 1970;19:1- 8.
132. GROPER JN, BERNICK S. Estudo histológico do periodonto após reimplantação de dentes no cão. ASDC J Dent Child 1970;37:25- 35.
133. BARRETT EJ, KENNY DJ. Sobrevivência de incisivos maxilares permanentes avulsionados em crianças após reimplante tardio. Endod Dent Traumatol 1997;13:269-75.
134. ANDREASEN JO, BORUM M, JACOBSEN HL, ANDREASEN FM. Reimplantação de 400 incisivos permanentes avulsionados. IV. Factores relacionados com a cicatrização do ligamento periodontal. Endod Dent Traumatol 1995;11:76-89.
135. ANDREASEN JO. Inter-relação entre osso alveolar e reparação do ligamento periodontal após reimplantação de incisivos permanentes maduros em macacos. J Periodontal Res 1981;16:228-35.
136. OGUS WI. Relatório de investigação sobre o implante de substituição de

dentes individuais. Dent Dig 1954;60:358-61.

137. AMANTE RW, FUNIL FE. Reimplante dentário: Um relato de caso com radiografias em série e exame histológico. Br Dent J 1954; 97:205-8.

138. ANDREASEN JO. O efeito da esplintagem na cicatrização periodontal após o reimplante de incisivos permanentes em macacos. Ata Odontol Scand 1975;33:313-23.

139. MUELLER BH, WHITESET BD. Tratamento de um incisivo decíduo avulsionado. Relato de um caso. Oral Surg Oral Med Oral Pathol 1978;46:442-6.

140. BUTCHER EO, VIDAIR RV. Reinserção de fibras periodontais em incisivos reimplantados de macaco. J Dent Res 1955;34:569-76.

141. REEVE CM, SATHER AH, PARKER JA. Padrão de reabsorção de dentes replantados fixados com formalina em cães. J Dent Res 1964;43:825.

142. CAFFESSI RG, NASJLETI CE, CASTELLI WA. Resultados a longo prazo após reimplante dentário intencional em macacos. Oral Surg Oral Med Oral Pathol 1977;44:666-78.

143. Ravn JJ. Lesões dentárias em crianças em idade escolar de Copenhaga, anos lectivos 1967-1972. Odontologia comunitária e epidemiologia oral. 1974 Oct;2(4):231-45.

144. Krastl G, Weiger R, Ebeleseder K, Galler K. Situação atual e direcções futuras: tratamento endodôntico de lesões traumáticas em dentes permanentes. Revista Internacional de Endodontia. 2022 Oct;55:1003-19.

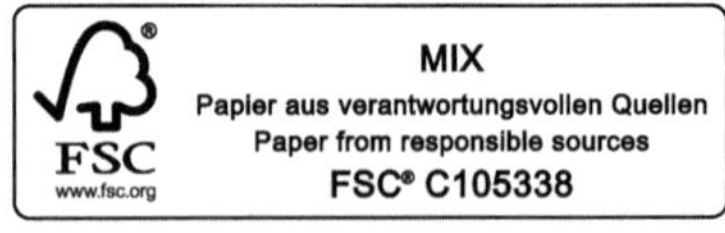

Printed by Books on Demand GmbH, Norderstedt / Germany